ちくま新書

職場のメンタルヘルス・マネジメント
——産業医が教える考え方と実践

714

川村 孝
Kawamura Takashi

職場のメンタルヘルス・マネジメント

――産業医が教える考え方と実践

【目次】

*凡例　一つの単語を漢字とひらがなで交ぜ書きすることは日本語の品格を損なうように思われるので、本書では名詞は漢字で表記するようにしました。そのため、二〇一〇年に新常用漢字に入った「塞」「醒」「鬱」「箋」も用い、「梗塞」「覚醒」「鬱病」「処方箋」と漢字で表記します。また、「障害者」は法律名だけにとどめ、できるだけ「障碍《しょうがい》者」と記載します。精神疾患の病名として用いられてきた「〇〇障害」の多くは「〇〇症」に移行しつつあるので、本書もそれに従っています。

我が心
職場で潰してなるものか
しょせん仕事はマスカレード！
…………………………………………………………風雅院

はじめに

職場においてメンタルヘルスの問題が大きくなってきました。業種によって異なりますが、教員、技術職員、事務職員が混在する大学という職場では、病気による休退職のおよそ四分の三を精神疾患《しっかん》が占めています。労災補償の視点からは、突然死などの脳・心臓疾患によるものは二〇〇五年頃から横ばいで、年間八〇〇件前後が申請され、うち六〇〇件前後が認定されていますが、過労自殺などの精神疾患によるものは二〇〇〇年代に入ってほぼゼロから飛躍的に増加し、二〇二一年には年間二三〇〇件余が申請され、認定も同様に増えて二〇二一年は六〇〇件余に達しています。

それらの精神疾患の多くに職場の人間関係が絡んでいます。上司が一方的に命令するだけでサポートがない。相談には乗ってくれないくせに、仕事がうまく進まないとネチネチと問いただしたり罵声を浴びせたりする。そのため、こわくて顔を見るだけで震えが止まらない……。

反対に、上司の立場からは、ちょっと変わった部下がいて指示がうまく通らず、イライラしてつい声を荒らげてしまう、ということも起きがちです。部下に指導のつもりであれこれ注意をしていたら、パワハラで社内の人権委員会に訴えられてしまった、ということもありえます。

人の心は多様です。少なくとも上司は部下の心理特性について理解し、それに合わせた口の利き方をしなければなりません。心理特性といっても病気の話ではありません。健常者の心理のバリエーションです。部下の言動に戸惑いを感じた時点で産業医に相談します。いくつかのパターンがあるので、それをわきまえれば対応はさほど難しいことではありません。

こじれてからの修復は大変です。完全には戻りません。可能ならば人間関係がこじれないようにしたいものです。上司は上手に立ち回らなくてはなりません。人事もそれを支える必要があります。本書ではその考え方や実践のコツをお伝えします。

Ⅰ
合理的な働き方

†雇用契約

会社や役所、社団・財団法人、その他の事業体は、法令上は「事業者」または「使用者」と言いますが、本書では「会社」で代表します。一方、会社に勤める方々は、「労働者」「被用者」「従業員」「勤務者」「給与所得者」などいろいろな言い方がありますので、本書では法令の記述以外は「従業員」と表現します。「社員」という言葉もよく使われますが、「社員」は社団法人の設立の母体となる人たち（学会の会員や事業体の出資者など）であり、保険会社のみに認められている相互会社では契約者のことなので、本書では使わないことにします。

さて、従業員の方々は、自身の「雇用契約書」あるいは「労働条件通知書」を見た憶えがあるでしょうか。また会社の「就業規則」を読んだことがあるでしょうか。「採用時に渡された書類の中にあったかもしれないが、じっくり見た憶えはない」という人が多いでしょう。給与の額や休暇の取り方について確認したぐらい……かもしれません。

会社で働く従業員は「労働力」を提供し、その代わり「賃金（給与）」を受け取ります。これが民法上の「雇用契約」（労働法上の「労働契約」）です。部長や課長などの管理職も賃金と労働力を交換していて、労働者であることに変わりはありません。

なお、「労働」そのものと報酬を交換する契約は「委任契約」（契約や遺言など法律で規定された行為について）か「準委任契約」（法律規定のない行為について）で、弁護士に裁判における弁護を依頼すること、医療機関で診療を受けることが該当します。委任契約においては労働の仕方は労働する側（受任者）が決めますが、成果（裁判で言えば勝訴、医療で言えば治癒）は直接には問わず（成功報酬や謝礼などはありえますが）、そのためのプロセスを約するものです。また、労働の成果物と報酬を交換するのは「請負契約」で、建物の建設などはこの契約によります。途中のプロセスには干渉せず、仕上がった状態（建築で言えば完成した建物）を約するものです。

雇用契約では従業員は労働力を提供するだけなので、それをどう使うか（どういう労働をさせるか）は会社の裁量です。実際には、会社の委任を受けた管理者（上司あるいは上長）が具体的な仕事内容を決定し、指示・命令します（指揮命令権）。それに対して、従業員は管理者の命令に服さなければなりません。このことは普通は就業規則に書かれていますし、社会の常識でもあります。

ただし、その指示や命令が明らかに違法である場合や公序良俗に反している場合は、指示・命令に従う必要はありません。二〇一八年に某大学のアメフト部の交流試合で、監督が選手に対して「クォーターバックの選手を潰してこい」と指示し、実際に悪質なタックルをして怪我をさせた事件がありましたが、このような指示は拒否できます（というより、拒否すべきでしょう）。二〇一七年に某省の某地方機関で某学校法人に対する国有地売却の決裁書類に関して、「国会答弁を踏まえた上で作成するよう」と本省から指示が出されましたが、このような改竄《かいざん》・捏造《ねつぞう》・隠蔽《いんぺい》も断ってよいものです。

また、管理者に裁量権があるとは言え、従業員はその健康状態や家庭事情を含めて能力や状況に見合った仕事が提供されなくてはなりません。「顧客からの注文が増えた」とか「トラブルが発生した」という事情があっても、無限の努力を強いられるものではありません。もし、そのような無理強いがなされるようであれば、「私の能力と与えられた時間ではすべてはできません」と言うしかありません。会社の業務において個人の責任には限度があります。上司もまた雇用されており、有限責任であって無理をしてはなりません。無理を引き受けるとすれば、それは会社（擬制の〝人〟たる法人）です。そのために（それ以外の目的もありますが）、会社は利益剰余金（内部留保）を積んでいるのです。

†安全配慮義務

合法・合理的だからといって上司の命令が無制限に許されるわけではありません（権利濫用の禁止）。当然、指示や命令の内容は会社の事業目的に沿っていなければなりませんし、従業員間のバランスにも配慮する必要があるでしょう。また、部下の適性や能力、生活環境などをも考慮して、心身に無理が加わらないよう留意しなければならないのです。この最後の部分が「安全配慮義務」です（この「安全」には「健康」も含まれます）。近年は「安全・健康」に加えて「快適性」も目指すようになっています（一九九二年の労働安全衛生法［安衛法］改正に基づく「快適職場指針」）。

「安全配慮義務」は、一九七五年の陸上自衛隊事件判決[*1]や一九八四年の川義事件判決[*2]など、長年にわたる最高裁判所の判例の積み重ねで実質的な法（コモン・ロー）となり、二〇〇八年に施行された労働契約法に盛り込まれて初めて法律の一項となったものです。その条文（第五条）は、「使用者は、労働契約に伴い、労働者がその生命、身体等の安全を確保しつつ労働することができるよう、必要な配慮をするものとする」という表現になっています。

したがって、個別の労働契約や会社の就業規則に記載がなくても、会社には労働者の安全や健康に配慮する義務が生じます。その考え方に基づいて、高所作業には転落防止のために安全帯を備えなくてはなりませんし、労働者に健康診断やストレスチェックを受ける機会を提供し、その結果に基づいて治療や保健指導を受ける機会を保障しなければなりません。

健康診断の胸部Ｘ線で活動性の結核を疑う陰影や気胸の所見が出ていたり、心電図で心筋虚血の徴候や危険な不整脈が出ていたり、肝機能検査でＡＬＴ（ＧＰＴ）が三〇〇ＩＵ／Ｌ以上もあるなど、明確な病変や機能障害がある場合に就業が禁止されます。また、糖尿病の指標であるグリコヘモグロビン（HbA1c）が一〇パーセント以上あったり、血圧が二〇〇ｍｍＨｇ以上を示すなど、直接の臓器障害ではありませんが昏睡《こんすい》などを起こして生命に悪影響を及ぼす可能性が高い場合、産業医から医療機関受診のみならず夜勤の禁止や残業（時間外勤務）の制限、状況によっては就業自体の禁止を勧告されることがありますが、それも安全な就業を考えるとやむを得ません。

一方、同じ異常所見でもコレステロールや中性脂肪（トリグリセリド）などの脂質代謝指標、肝機能でもγ（ガンマ）ＧＴＰ（飲酒や鬱滞した胆汁による肝臓への刺激を表す）の高値は臓器の障害ではなく直結する生命影響もないため、就業は制限されません。

本人に対する配慮だけでなく、感染症やメンタルヘルスの疾患では周囲の人（同僚や顧客）に対する安全配慮から、罹患者本人を休業させることがあります。

＊1　**陸上自衛隊事件**　一九六五年、陸上自衛隊員が自衛隊の車両整備工場で業務中に後退してきたトラックに轢かれて死亡した事件で、国の「公務員の生命および身体等を危険から保護するよう配慮すべき義務」が認められました（一九七五年、最高裁判決）。

＊2　**川義事件**　一九七八年、宿直勤務をしていた従業員が盗賊に殺害された事件で、使用者の「労働者の生命および身体等を危険から保護するよう配慮すべき義務」が認められました（一九八四年、最高裁判決）。

†自己保健義務

労働者側にも義務があります。雇用契約が全うできるよう、「自身の心身の状態を良好に保っておく」義務（自己保健義務）です。歓送迎会でベロベロに酔ってしまい、翌日遅刻したりフラフラ状態で出勤したりするのでは、自己保健義務を果たしていません。翌日も良好に業務ができるよう、飲酒量を制御しなくてはならないのです。もしイッキ飲みを強制されたのであれば、させた側あるいは宴会開催者が安全配慮義務違反に問われます。また、感染症が流行している時期は、自身も感染しないよう手洗いや手指消毒をしたり、（職種によっては）無理のない範囲で予防接種を受けたりすることも、同義務の履行に相当します。

「放射線が怖い」「自分の体なのだから好きにさせてくれ」とか「個人の健康という高度

のプライバシーが会社に筒抜けになるから」といって会社の健康診断を受けなかったり、それに代わる人間ドックなどの結果の提出を拒否することはできるでしょうか。安衛法の六六条一～三項で会社に健康診断の実施義務が、また同条五項で従業員に健康診断の受検義務が規定されており、合理的な理由がない限り法定健診の受検を拒否することはできず、受検しなかったために懲戒等の不利益があっても致し方ありません（愛知県教育委員会事件[＊3]、電電公社帯広局事件[＊4]など）。

健康診断は受検が従業員の義務になっていますが、同様に会社に実施義務があるストレスチェックは受検することが従業員の義務にはなっていません。なぜでしょうか。健康診断は臨床検査が主体になっているので受けて初めて異常がわかることが多いのですが、ストレスチェックは自身が感じている心理状態を客体化（見える化）するものなので、両者は医学的に性質が異なるものだからです。

＊3　**愛知県教育委員会事件**　公立中学校の教員が胸部X線検査の放射線被曝を理由に受検せず、校長が命令しても受検しなかったため、地方公務員法違反で減給処分を受けた事件。一審では「代替検査（喀痰《かくたん》検査等）の結果を提出しているので胸部X線検査を強制することはできない」として減給処分は違法であるとされましたが、二審では「胸部X線検査は結核の早期発見に不可欠」として受検命令や減給は適法とし、最高裁（二〇〇一年）でもその判決が維持されました。職種によって健康診断の義務の度合いは変わるで

しょう。

＊4　**電電公社帯広局事件**　電話交換に従事する従業員で頸肩腕症候群を発症して業務上の配慮を受けたものの早期に改善しないために労働協約に基づいて指定病院での精密検査を命ぜられましたが、それを拒否し、本件に関する労使交渉時に無断で職場を離脱するなどしたため、戒告を受けた事件。「健康管理に関する規程や精密検査の受検命令には合理性があり、これを拒否した行為は懲戒事由に該当する」として戒告処分は有効とされました（一九八六年、最高裁判決）。

†問題上司

職場でときおり問題となる上司がいます。相談に乗ってくれない（問題が共有できない）、怒鳴り散らす（恐怖心をあおるだけ）、部下に責任を押しつける（自分の間違いを認めない）、などです。これでは人心が離反して業務が進みません。「部下に仕事をしてもらう」のが上司の職務なので、業務を進めるために必要ないくつかの態度があります。列記してみましょう。

†笑顔で接する

第一は、「笑顔で接する」です。一般に、笑顔で指導した方が部下はやる気が起きるでしょう。笑いで脳機能が向上することも知られています（免疫も賦活《ふかつ》されます）。無理をしてでも笑顔を作ります。少なくとも、怒りや不機嫌を表に出してはいけません。

ある落語家曰く、「面白かったら笑ってください。面白くなくても笑って下さい。笑っているうちに面白くなりますから……」。これも一面の真理です。講演や授業で冒頭に「昨夜アメリカから帰ったばかりで、今日は時差ぼけのために頭がぼんやりしているので、間違ったことを言うかもしれません」などと言い訳する人がいますが、こう言われるとその話を聞く気が削がれます。少々寝不足であろうと、「今日は皆さんのために資料を調べ尽くし、しっかりと準備してきました！」と言った方が聴衆も前向きになれます。聴衆が乗れば、話す側にも勢いが出ます。そう、講演や授業は話し手と聞き手の共同作業なのです。日常の仕事も上司と部下の共同作業になります。自分を乗せ、部下も乗せるために笑顔は大事です。

†話をよく聞く

第二は、「部下の話をよく聞く」です。問題が起きたときに報告や相談を受けるのは当然ですが、定期的に部下との面談時間を設けるのが基本です（大学の教員は、毎週決まった時間帯に学生の来訪を受け入れる「オフィスアワー」を設けるようにしています）。その面談で部下が抱えている課題を共有します。

話を聞くときは、要点を復唱しながら受容的に聞きます（「フムフム、君はこれこれのことで苦労しているんだね」という調子)。しかし、現実にありえないことや特定の人に対する批判は肯定も否定もしません。現実にありえないこと(「誰かがスマホで自分を操作している」など)の話になったら、「へぇ~、不思議ですねぇ」と返します。人に対する批判は、批判内容ではなく、「君は○○君との関係で悩んでいるんだね」など、困り感情だけ肯定します。批判内容に同意すると、「課長もそう言ってたよ」と尾ひれがついて出回りますし、否定すれば「課長は○○さんをひいきしている」と敵視されかねません。

†功罪両面を述べる

第三は、「「よくできた点」と「改善を要する点」の両方を述べる」ことです。どうしても出来が悪いところに目が行きがちですが、多少なりともよかった点を(探してでも)述べることが重要です。よい結果が出ていなかったら途中の経過を褒める、経過も不十分であれば意欲だけでも褒める(医療の質の評価に structure [体制]、process [経過]、outcome [結果] の三つの要素 [quality indicators] が用いられます)、意欲もなかったら「これからの君に期待しているよ」と述べる、です。山本五十六の名言、「やってみせ、言って聞かせてさせてみせ、褒めてやらねば人は動かじ」の通りなのです。

褒めるのは「○○もおだてりゃ木に登る」からではありません。人間はもともと〝承認〟を求めるものだからです。マズローの欲求五段階説では、土台から順に「生理的欲求」「安全の欲求」「所属と愛の欲求」があり、その上位が「承認の欲求」となっています。そして最上位に「自己実現の欲求」が来ます。承認されることは社会に生きる人間としてはとても重要なことなのです。といって、歯が浮くようなお世辞を言っても通用しません。意欲をかき立てるには的を射た褒め方をしなければなりませんが、そのためには、ふだんから部下をよく観察して行動の本質を捉えておく必要があります。

問題点の指摘の仕方にも注意を要します。「〜はダメだ」と言うより「〜が次の課題だね」とか「次はこうしてみては?」という言い方がよいでしょう。「おまえは新入社員以下だ」「おまえなんか、いない方がマシだ」など人格を否定するような言葉は、ハラスメントになって即アウトです。

反対に、よくできた場合であっても褒めるだけではいけません。ちょっとできると有頂天になる部下もいます。もともと鼻っ柱の強い部下もいます。さらによくなるためにこれからの課題を告げることが必要です。つまり、指導者たるもの、できる部下にはできるなりに、できない部下にはできないなりに、今までの努力を認めつつこれからの課題を伝えなければなりません。

これらは部下だけでなく、子育てでも同じです。親はついつい子どものできていないところを指摘してしまいますが、できているところを評価することも必要です。叱るだけで褒めることがないと子どもの脳が傷ついてしまうのです（後述）。

†発する言葉を選ぶ

第四。部下の仕事の進み方が遅いとき、「急げ」とか「早くしろ」と言ってしまいがちですが、これでよい結果が得られるでしょうか。うっかり忘れていたときなどはそれほど害はないでしょうが、それでも「すぐに始めてくれ」という言葉の方がよいでしょう。

現にその作業に取り組んでいるのに「急げ」とか「早くしろ」と言われると、（まじめな人ほど）焦ってかえってミスが出やすくなります。だからちょっと我慢して、「手堅くやってくれ」「こういうときこそ一つ一つ確実に進めよう」と声をかけた方がよいと思います。このあたりも、上司は感じたままに言葉にするのではなく、結果がよくなるよう表現を工夫しなくてはなりません。

†ゴールを設定する

第五は「ゴールを設定する」です。ゴールには「最終到達点」と「当面の目標」があります。最終到達点はプロジェクト全体の仕上がりの像でしょう。当面の目標は今日行う仕事の到達点でもよいし、一週間程度のひとまとまりの仕事の仕上がりでも構いません。関係するスタッフ全体、あるいは個々のメンバーに対して、「いつまでに」「何を」を示します。

人間、ゴールが見えれば頑張れるものです。だから、ちょっと頑張れば到達できるところにゴールを設定します。ゴールを示さなかったり到達できそうもない理想像だけ示したりしても、やる気は起きません。達成感がないままダラダラと続けるのは最悪です。

個々のゴールに着いたら必ず一休みします。ちょっとしたゴールであればティーブレイクをとる。大きなゴールであれば休養日を入れる。ゴールしたとたん「さあ次!」では、やはりくたびれ感だけが残ります。ねぎらいの言葉をかけ、気分転換できる時間と雰囲気をつくります。

詳細な工程表が一里塚になることもありますが、机上で立てたプラン通りには進まないことも多いし、連日遅れが出るとかえってやる気が削がれるので、作り方や使い方には注意を要します。

†人を診る

第六は「人を診《み》る」です。別の言葉で言えば「ラインケア」です。[*5] 部下は元気か、疲れていないか、を診ます。疲労の色が濃い場合は、休養や受診を勧奨します（これも安全配慮義務）。無理をしても出力は低いでしょうし、万一倒れられたら大きな穴が開いてしまいます。限界まで追い込まないことが大切です。

このとき大事なのは、「キャパシティは人によって異なる」ということです。「前任者はちゃんとやれたのに、どうしてこいつはやれないんだ」と思うこともあるでしょうが、能力は人それぞれです。その人の問題というより、人の配置の仕方の問題でしょう。その点については後述します。

また、「以前は積極的にやっていたのに近頃はパフォーマンスが落ちているようだ」と感ずることがあるかもしれません。年齢の問題、業務内容の向き不向き、責任と待遇の不均衡、同僚との関係など、職場において抱えている問題もあるでしょうし、家庭の問題（特に子どものこと、親のこと）が気になっているかもしれません。プライバシー領域には立ち入りにくいのですが、無理のない範囲で聞き取る必要があります。上司も自分の手には負えないと思ったら、もう一つ上の上司や産業医に相談してください。

＊5　**ラインケア**　職場の従業員ケアには、①セルフケア（自己管理）、②ラインケア（上司あるいは人事担当者による管理）、③社内産業保健スタッフ（産業医、保健師、カウンセラーなど）によるケア、④社外機

関（医療機関や従業員支援機関［EAP（employee assistance program）］）によるケア――の四つがあります。①は自己保健義務、②～④は会社としての安全配慮義務を構成します。

†〝オレ流〟を押しつけない

第七は、「〝オレ流〟を押しつけない」です。今の若者は育ち方が違います。小さい頃からスマホがあり、コミュニケーションのとり方が年配者とは大きく異なっています。年長者に対するため口も多く聞かれます。しかし、「近頃の若いやつは……」と言っても始まらないし、そういう自分だってかつて年長の人にそう言われていたに違いありません。ジェネレーション・ギャップは常に存在するのです（ICTの進歩でより大きくなっているかもしれません）。

世代の問題を除いても、人は一人ひとり違います。得意なことや苦手なことも異なります。それは個性です。だから会社や社会の共通ルールは教え、一部はそれを強制しますが、ゴールに至る道筋は人によって多少異なってもよいのです。だから自分のやり方や考え方を押しつけない。人を変えるのは大変なので、*6 自分が変わった方が楽です。

管理職としては、部下の特性や能力に合わせて仕事を振ることが重要です。強みが発揮できるように担当を割り振るのです。能力の低い部下に〝普通〟を求めてはいけません

（処理できる範囲の仕事を命ずる）。それによって生じた不均衡は給与で調節します。部下の特性を見抜くことこそ管理者の真髄です。もっとも現実には配属される人員の数も特性も自分の思うようにならないので、仕事の配分はきわめて自由度が少ないのではありますが……。

＊6　**可変性**　自分と他人、過去と未来の2×2で四象限に分かれます。そのうち、過去と他人は変えられません。変えられるのは「これからの自分」だけです。「他人も変えられるよ」というかもしれませんが、自分の言動を介して変えられるので、結局はこれからの自分の問題になります。

コラム

自己評価と他者評価

自分では、実際に行ったことのほかに「いかに苦労したか」「どんな配慮をしたか」など、感じたことや思慮をめぐらしたこともわかりますが、他人については人前で行った行為はわかるものの、陰で行ったことは必ずしもわからず、感覚や思慮はさらにわかりません。

自分と他人を公平に比べることは難しく、そこから「自分はこんなに一生懸命やっているのに報われない……」とか「人は私に何もしてくれない」といった不平不満が口をつきます。しかし、反対に自分も「人はどこで苦労しているのか」「人は自分にどんな気遣いをしているのか」ということがわかっていないことを知るべきです。

自己評価には歪みがあるとして、他者を評価することはどうでしょう。人のすべてを見ることはできないので、どうしても接点のある少数の場面に基づいてしか評価できません。個々の現象には本人の要素のほかに環境や偶然による別の事情も加わるため、たまたま目にした現象だけで判断すると大きな誤解をしてしまう可能性があります。

しかし、評価は随時必要になります。そのため、時々の評価は常に「暫定評価」であって積み重ねていかないと確定しない、という意識が大切です。そして、一度の評価で決めつけず、多面的な観察、柔軟な思考をし続けなくてはなりません。

職場でまっさきに必要な評価と言えば、「どれだけの成果物（プロダクト）があるか」です。その決定要素は以下のようになるでしょう。

「出来（performance）」＝「才能（talent）」×「努力（effort）」×「運（luckiness）」

さらに、得られる報酬（金銭に限りません）となると、次の式になるでしょう。

「報酬（reward）」＝「出来」×「利用価値（utility）」

勤務評定などにおいても、上司は幅広く多面的に評価して評価書を書かなくてはなりません。また、一人の評価では偏るので、複数での評価が必要になります。そのため、一人を複数で見ることができる体制が望まれます。

記録を残す

部下の管理が上司の重要な役割なので、部下の言動が普通でないと思ったら記録を残すようにします。後から思い出して書き出すのでは不正確になりがちなので、おかしいと思ったそのときに、手書きでよいので（というより手書きの方が証拠にしやすいので）、日付と部下の言動を（できるだけノートに）メモしておきます。そのときの自分の発言や対応も記録します。発言を録音することも考えられますが、無断録音は管理者としてはやめておいた方がよいでしょう。相手の同意のない録音は違法とまでは言えませんがモラルに反し、法的論争になった場合に証拠として採用されない場合もありますし、少なくとも無断録音した人の品格が疑われます。録音は交渉の場などに限定し、相手の同意を得てからにします。

反対に、自分の発言が録音されていることがあります。今はスマートフォンで簡単に録音ができます。盗聴や傍受も起こりえます。よって録音されてよいことしか喋ってはいけません。内緒の話やモラルに反する発言はしないようにします。受けを狙って言葉が滑るのもよくありません。話はユーモアとエスプリで面白くします。二〇一八年、当時の財務次官が女性記者との会食の席で喋った内容がセクハラに該当するとして辞任することになりました。そのときの証拠が録音でした。不適切行為が反復継続するなどやむを得ない場合は、無断録音にも証拠能力が認定されます。

†あるべき管理職像を演ずる

最後の第八。管理職とはいえ、就業は雇用契約に基づきます。与えられた〝役〟を果たさなくてはなりません。舞台の役者、銀幕の俳優と同じです。祝宴《しゅくえん》で杯を挙げるシーンがあれば、ふだんは飲まない俳優さんも実にうまそうに杯を干します。いつもはすました女優さんも、コミカルな役を振られたらおどけてみせます。織田信長役に配されたら、実際の自分は徳川家康だと思っても冷酷無比になりきります。

従業員も課長になったら、あるべき課長像を描き、それになりきることが必要です。たとえそれが本来の自分と違っても……。そう、仕事は仮面舞踏会（マスカレード）なのです。勤務中は徹底的に仮面を被り、本音は出しません。セリフは決まっています。勝手に逸脱してはいけません。その演技料が管理職手当なのです。

かつて病院に勤める医師であった頃の著者の話。患者さんにとってよい医師であろうと決意していました。ベッドに横たわる患者さんの前ではしゃがんで患者さんの目線で話をし、「具合が悪かったらいつでも呼んでくださいね」と声をかけ、にこやかに手を握ったり肩を叩いたりしました。

そうすると、言ったとおり、ちょっとしたことでもすぐに呼ばれます。休日や夜間でも、旅先であっても（スマホ・携帯電話がない頃はポケットベルを常時身につけていました）。呼ばれたらすぐに病院に駆けつけます。看護師への電話指示で済むことも多いし、医師の処置を要する場合でも当直医に任せれば法的には問題ないのですが、患者心理として自分の主治医に診てもらいたいと思うでしょう。だから（本音とは裏腹に）レジャーや睡眠を途中で打ち切ってすぐに病院に駆けつけます（かくして臨床医の総労働時間はきわめて多くなります）。医療技術でやれることは限られています。だからいつも患者に寄り添うのです。そうすることで〝あるべき医師〟（赤ひげ先生）のミッションを果たそうとしていました。

産業医が主業務になっている今でも、契約先の会社の人事や産業保健を担当する人たちに、「会社に来るのは月に○回ですが、一年三六五日を通して御社の産業医です。いつでも気軽にご連絡ください」と伝えており、実際にメールでの相談はしばしば来ます。

「いくら演じても、形ばかりで心がこもっていなかったらダメだよ」というお叱りを受けそうです。しかし、長い人生の経験から、「いい子を演じ続けると、いつの間にか本物のいい子になれる」と言えるのです。

†とりあえず手をつける

課題が山積しているときに、さらに別の仕事が入ることがあります。このとき、今は忙しいからといってそのままにしておくと、たまっている仕事の重みがさらに増して心が重圧感で潰れそうになってしまいます。また、そのときはあとでやるつもりにしていて、そのまま忘れてしまったりもします。

そこで、会議やメールなどで課題が振られたとき、「とりあえず手をつける」とよいでしょう。頭がホットなうちに、要点だけでもメモ書きしておくと、「未着手」のプレッシャーが軽くなります。著者も講義・講演の一コマが終わったときに頭の中にいろいろと反省点が浮かんでくるので、その時点で次年度・次回分の修正事項を盛り込んだ暫定版を準備しておくようにしています（年次データやリアルタイム・データなどは講義・講演の直前に更新します）。

そのときは作るだけで見直しません。見直しをし始めると所要時間がいっきに増えてしまうからです。「続きは来週……」の連ドラのように、余韻を残してそのまま終了します。他の仕事も一段階進めて時間ができたときに元に戻って見直しをするのです。一気に見直しまで進むより、間をおいて取り組んだ方が頭がクールになって合理的な修正ができます。提出前に最終チェックをしますが、どうしても時間がとれなければそのまま提出して、とりあえず約束は守ります。

これでまじめな人にとっては負担感が軽減され、忘れがちな人では漏れが減ります。しかし、世の中にはいろいろな人がいて、追い詰められないとやる気が起きない人がいます。〝火事場の馬鹿力〟タイプです。こういうタイプでは早めに手をつけろと言われること自体がプレッシャーになるので、直前の頑張りで成果が出せているのなら、無理にスタイルを変更する必要はないかもしれません（「あいつ、大丈夫か？」と周りをハラハラさせますが）。

†残業は朝やる

朝は始業時刻に来て午前・午後と仕事をし、終業時刻になっても仕事が終わらないので残業する、というのが一般的な残業の形でしょう。著者もそうでした。三〇代、著者は愛知県衛生部直轄の健診機関に勤めていました。夏のこと。夕方五時になると全館冷房が強制的に切られてしまい、仕事をするには暑すぎます。そこで一計を案じ、朝早く出勤することにしました。

六時過ぎの始発のバスに乗ると七時ごろに職場に到着します。もちろん時間外なので冷房は入っていませんが、夕方よりはマシです。朝一番だとバスも空いています。朝型の著者は、この時間帯には頭が冴えています。おまけに職場には警備の人以外に誰もおらず、来客も電話も来ないので仕事がはかどるのです。

始業時刻までのわずか一時間半ほどですが、夕方の二～三時間分に匹敵する仕事がこなせます。朝早く出勤しているので、夕方は大手を振って定時に職場を出られます。そうすると家族揃って夕食が食べられます。いいことずくめでした。

その後、大学の教員となりましたが、日中は授業や診療、会議・打合せやメールの返信に追われるので、論文や書籍を書く仕事はおもに早朝に行っていました。いわば〝創造〟の時間です。「一〇時就寝、四時起床」がルーチンになり、大学を退職した今もそのパターンが続いています。

会社の管理職クラスになると、「一日一〇〇通以上のメールが来て、目を通すだけで一日が終わる」というような話をよく聞きます。いったんメールを開くとアリ地獄のように吸い込まれていってしまいます。「今日も一日、前向きの仕事ができなかった……」とため息が出ます。

このアリ地獄に落ちないために、午前中はメールを開かないという方針を立てたこともあります。しかし、これだと一日の大切な連絡に気がつかなくて業務に支障を来すこともあるので、「早朝出勤して最初に自分の仕事を行い、始業時刻（定時）になったらメールを開く」とするのが現実的でしょう。

†「好き」と「得意」を分ける

「たった一度の人生なのだから、好きな道に進めばよい」とよく言われます。しかし「好き」だけでメシは食えません。私は「得意なところで勝負してください」と言っています。

「好き」と「得意」は一致することもありますが、しばしば異なります。

「得意なこと」は自覚していないことも多いもの。そういうときは「人に繰り返し（あるいはいろいろな人から）褒めてもらえるところ」と言い換えています。褒められ続けるということは、（よほどのお世辞を除いて）そこに〝才能〟があり、〝存在意義〟があることが多いのです。その得意な領域にさらに磨きをかけることによって、〝価値ある存在〟あるいは〝頼りになる人〟になっていきます。一方、「好きなこと」は趣味にとっておきます。

もっとも社会も時代とともに変化し、自分の社会的価値も変わっていきます。就労する四〇年の間には必要とされる技能もずいぶん様変わりするでしょう。好きなことをやって冷や飯を食うことになっても我慢できますが、価値があると睨《にら》んで好きでもないことに舵を切ったのに、実を結ばず立ち枯れになってしまったら情けなく思うかもしれません。時代が変わっても変わらない内面的価値を持ちたいところです。

伝統芸能の世界や名家と呼ばれる家柄では、長男は生まれたときから跡を継ぐことが運命づけられています。それに疑問や反感を抱いて家を飛び出してしまう人もいます。が、結局戻ってくることも稀ではありません。好きではなくても、そういう家に生まれ、そういう環境で育つことによって自然に身についてしまっている素養も多いのです。外の世界から入ってくる人に比べてかなりのアドバンテージです。「そういう家に生まれ育つ」ことも〝得意〟の一つになります。

コラム

幸運と不運

「自分は幸運な人間だ」とか「自分はつくづく運が悪い」という人がときどきいます。人生には実に多くの事象が起きており、確かにその中に運によるものは少なからずあるでしょう。しかし幸運や不運の一方がずっと続くことはまずありません。

運を六段階（とても幸運、やや幸運、わるくない普通、よくない普通、やや不運、とても不運）に分けてサイコロを振ります。5と6の目を幸運、1と2の目を不運、3と4を普通とします。一〇回振ってみましょう。5か6の目ばかり（幸運つづき）や1か2の目ばかり（不運つづき）になる確率は三分の一の一〇乗の1.7×10^{-5}（一〇万分の一・七）という非常に小さい確率です。一〇回中七回が不運という十分にありそうな事象でも〇・二七パーセントという確率です。幸運も不運も三分の一という大きな確率を割り当てても、たった一〇回の試技でこのレベルなので、おびただしい事象が起きている人生において、幸運ばかり、不運ばかりということはまずありえません。単に感覚の問題として、よいことやよくないことが続いて起きるとそれが強く印象に残るだけなのです。

ということで、実際に「よいことが続いている」あるいは「よくないことが続いている」のであれば、それは幸運・不運なのではなく、それが本人の実力なのです。

窓口で顧客からクレームを受けることがあるでしょうが、このとき、否定形（「〜できません」）と突っぱねるのではなく、肯定形（「こうすれば〜できます」）と返した方がよいでしょう。

京大の学内向けの診療所に学生が就職活動のための診断書を取りに来ますが、ちょうど春の定期健診のまっただ中で休診となっていて個別の健康診断書を発行することができません。このときに「発行できません！」と言われるとムッとしますが、「○月○日まで待っていただければ発行できます」とか「自動発行機だと、昨年の内容になりますが発行できます」「保健所に行けば、検査はやり直しになりますが作ってくれますよ」と返せば、要求には応えられないという点では同じなのですが、当たりはぐっとソフトになります。部下への指導も、肯定文だと受け入れやすいのです。

†手に喋らせる

欧米人は会話時によく手を使います。カニさんよろしく両手でチョキをつくってそれを開いたり閉じたりします。それがどういう意味かよくわかりませんが、話者と聴者との距離を近くする効果があるようです。

動作なく口だけで喋るより、手を使って喋る方が喋りやすく内容も伝わりやすくなります。よい状況を伝えるときは手の位置を上げたりきらきら星をしたりぐるぐる回したりし、よくない状況を伝えるときは手のひらを上向きにしたり腰に当てたりしますが動きはあまりありません。話す内容に応じて表情も変えます。

日本人は静止した状態で喋る人が多いのですが、遠慮や躊躇《ちゅうちょ》をせずに手を動かしてみるとよいでしょう。手が雰囲気を伝え、喋る内容をサポートしてくれます。

†話は人のためにする

「ねえねえ、聞いて聞いて」と、昨日の感動体験を得意げに人に話す人がいます。本人は昨日感動したかもしれませんが、今日聞いている人はその話を面白いと思うでしょうか。人の話は最後まで聞かないと面白いかどうかわかりませんし、人の話を途中で遮るのはなかなか難しいので、書かれたものを読むより話を聞くことの方が押しつけられ感が強くなります。

反対に自分の悩みを人に聞いてもらおうとする人もいます。親しい関係でちょっとした内容であれば会話の延長として許容されるかもしれませんが、深刻な話になると聞かされる側にそれなりの負担がかかります。友人のトラブルに巻き込まれて疲弊してしまう人もいます。

したがって、同僚・友人の会話では「自分が言いたいこと」を言ってはいけません。「相手が聞きたいこと」を喋るのです。「相手が聞きたいこと」とは、「役に立つ情報」か「面白い話」かのいずれかです。聞かされる側の身になって発言してほしいのです。

自分の悩みについても友人を巻き込むべきではないので、ちょっと込み入った相談であれば、〝聞く〟ことを仕事にしている人（カウンセラーなど）にしてほしいところです。最近では会社が社外の相談窓口（外部EAP[*7]）を用意してくれていることも多く、その相談内容は秘匿されます。安心して話を聞く専門家に相談することができます。

＊7　EAP（employee assistance program）　アメリカで開発された従業員のメンタルヘルス支援の仕組みで、社内に設置する場合と社外のサービスを利用する場合がありますが、本邦では後者がほとんどです。中心は従業員からの各種相談（業務上に限らず）に乗る事業ですが、ストレスチェックの実施代行やその後の医師面談を行ったり、復職の支援まで行う場合もあります。

コラム

わかりやすく話す

著者が講義や講演を行うと、ほぼ例外なく「先生の話はわかりやすい」と言われます。自分ではことさらわかりやすく説明しているつもりはなかったのですが、雑然としたものを自分が理解するために構造を単純化して、すなわち「本質＋修飾因子」あるいは「原則＋例外」という形にして理解しようとし、人に対してもそのように説明してきました。

わかりやすいと褒められて最初はそれで喜んでいたのですが、あまりにしばしば言われ、それ以外のお褒めの言葉、すなわち「先生の話に感動した」とか「先生の話を聞いて思考が深まった」という感想をまったく聞かないので、そのうち「自分はただただわかりきったこと（「1足す1は2」程度のこと）を喋っているだけなのかもしれない」と思うようになり、最近は「わかりやすい」と言われても嬉しくなくなりました。

大学の授業でも、わかりやすく説明すると学生はわかったような気になって自分で勉強しなくなるので、「今年こそはわかりにくい授業をするぞ！」と決意するのですが、あいかわらずわかりやすく説明してしまっています。

†上手な叱られ方

著者は入社したばかりの従業員に対して働くときの心構えについて話すことがあります

が、そのテーマは「上手な叱られ方」です。叱られることはよくあることで、「叱られたという状況（雰囲気）は気にしないこと」を告げ、以下の五点を伝えています。

(1) 上司にもいろいろなタイプがあって、怒る人は「怒ることしかできない」可哀想な能力しか持っていないことを理解する。

(2) 叱られても、「ハイ、ハイ」と言って聞き、とりあえず「わかりました」と返事をする。疑問点は訊《たず》ねてよいが、過ちや足らない点があれば素直に謝ること（将来、上司になると、自分のミスでなくても謝らなくてはならないことがしばしばあるので、〝謝り慣れ〟しておいた方がよい）。

(3)「何について指摘があったか（What?）」を考え、書き出す。

(4)「どこに原因があるか（Why?）」を考え、書き出す。

(5) そして「どうすればよいか（How?）」を考え、書き出す。「気をつけます」ではなく、「ボーッとしていてもエラーが起きない仕組み（fool proof）」を検討する。

「転んでもただでは起きない。必ず何かを摑み、自己の発展につなげる」という精神が必要です。そもそも、何事も（できたこともできなかったことも）早めに上司に報告や相談をしておくと、叱られ方が小さくて済みます。傷が深くなってからでは遅いのです。

第4章 就業管理に関する会社への提案

†多様な勤務形態

ほとんどの会社で一日八時間（あるいはそれより一五～六〇分短い時間）で週五日という勤務形態を採っています。フレックスタイム制にして、始業時刻と終業時刻を自己裁量にしている会社でも週五日制は変わりません。

しかし、医療機関への定期受診や趣味の活動、役所や銀行への手続きなどがあって、一日の勤務時間を延ばしてでも平日を休みにしたいと思うことがあります。小売業では営業日はどうしても勤務時間が長くなってしまうので、勤務日数を減らしたいという場合もあるでしょう。正規従業員のままで休日が増やせるよう、「八時間×五日」のほかに、「一〇時間×四日」がもう少し普及してもよいと思います。実際、大企業で導入しているところがあります。パナソニックは一日の就労時間は維持する（総労働時間は少なくなる）週休三日制、日立は総労働時間を維持する（一日の労働時間は長くなる）週休三日制を選択できます。

大企業ばかりではありません。個人的に知る範囲ではありますが、京都大学宇治キャンパスの真ん前にあるパン屋さん、神戸市灘《なだ》区に二〇二〇年にオープンしたばかりのチョコレート・ケーキのお店は、いずれもお店自体が週休三日です（前者は月・火・水曜が休み、後者は日・月と木曜が休み）。どちらも自社製品に自信を持っていて、行列ができるお店です。週に三日、全員揃って休めるので、きっと従業員の士気は上がることでしょう。

そのほか、子どもが早く帰ってくるので当面六時間勤務にしたいという時期もあります。育児や介護のために時短制度を採用している会社は少なくありません。また、この先七〇歳まで雇用を維持することを求められますが、年齢が上がってきて毎日長時間働くのがきつくなってきたので、一日の勤務時間を減らしたい、一週の勤務日数を減らしたい、という人もいるでしょう。徐々に減らしていけば、退職時の「週五日フルタイムからいきなりゼロ」という激変も避けられます。健康状態や私的活動に合わせて、「一日四〜六時間」や「週三〜四日勤務」の正社員があってよいと思います。

社内の座席をフリーアドレスにすれば、空間の無駄も来しません。ただし、フリーアドレス制では毎日自分の仕事道具を出したり片付けたりしなくてはならないので、担当業務によって、健康状態によって、また性格によって向かない場合があります。さらに、長期の時短を認めると、健康保険や有給休暇などの社内サービスがフルに適用されるか、兼業は認められるかといった新たな問題も発生します。

†合理的な人事異動

役所や規模の大きい会社では二〜三年ごとに異動するのが当たり前になっています。銀行や警察のように、特定の人や集団と懇意になりすぎないよう配置を換えるという必然性があるかもしれませんし、将来性のある人に様々な仕事や勤務地を経験させるという目的もあるでしょう。

確かに若いうちはいろいろな仕事を覚えたり、いろいろな土地に住んだりすることはよい経験になります。しかし、五〇歳を過ぎてから初めての仕事に就いておろおろし、その職場に長年いる非正規の従業員に嘲笑されたり、単身赴任が続いて「家族っていったい何なのだろう」と自問したりすることもあるでしょう。機械的に転勤させる制度はそろそろやめた方がよさそうです。

仕事人生の折り返し点を過ぎる四〇代半ばあたりからは、それまで経験してきた仕事の中でその人に向いている仕事に配するのがよいでしょう。その人にとっては得意な領域で活躍できるし、会社にとってもその方が先が読めて安心でもあります。

また、従業員は「一人が一人分」とは限りません。能力の高低はどうしてもあるし、病気やケガで一時的にパフォーマンスが落ちることもあります。人数だけで配置してしまうと傷病者が自分の部署に配されることを許容できなくなってしまいます。そこで、一人ひとりの従業員に対して仕事ぶりを評価してパフォーマンス指数（performance index）を付します。一方、各部署の業務量や難易度を考慮して各部署に必要なパフォーマンス指数の合計値（所要パフォーマンス値）を算出します。人員はその所要パフォーマンス値が満たされるように配置するのです。新人や障碍《しょうがい》者を配置する場合は、指導者や補助者も併置する必要があるので、その分、必要値を上積みします。

†役職は任期制に

入社・入職して何年かたつと役職に就くことが多いでしょう。係長、課長補佐、課長、部長などが代表的な役職名ですが、部下を持たない専門職的な役職名もあります。近年はチーム・リーダーやグループ・マネージャーといった呼称を用いる会社も多くなっています。カタカナ名からは序列がわかりにくく、「長」かどうかもはっきりしないので、序列や管理職かどうかを気にせず適任の職に配置しやすくなります。どうでもよいことですが、「カチョー」「ブチョー」も「リーダー」「マネージャー」も最後が長音なので呼びかけやすいのが利点です（英語の発音では必ずしも長音ではありませんが）。

一つの役職で二～三年が過ぎると次の役職へと渡っていきます。そして渡りながら職位が上がっていきます。そしてどこかで管理職に就きます。しかし、管理職が向いていない人もいます。あるいは、能力はあっても家庭や健康上の理由で管理職を外してほしい時期もあるでしょう。専門職でもときどき見直しが必要です。だからすべての役職には任期を設け、任期が過ぎたらいったん無冠（ヒラ）に戻してはどうでしょうか。必要があれば同じあるいは次の役職に新たに就ければよいのです。役職任期制です。

大学では一般に学部長は教授の中から選ばれますが、一定の任期が終わるとヒラの教授に戻ります（ちなみに、教授は四段階ある教員の最高位ですが、格付けであって役職ではありません）。学部長からヒラ教授になっても「降格（降任）」には当たらず、単なる「任期満了」です。任期満了で肩の荷も下ります。

役職には「管理職」のほかに「専門職」も用意すべきです。経験を積んだので管理的なポストに就けるのでしょうが、自身の業務処理能力は高くても人の指導や管理が苦手という人は少なくありません。管理職に向かない人が管理職になると悲劇も起こりやすくなります。この場合、管理職は諦めて専門職として遇します。これからの時代、会社の人口ピラミッドを三角形に維持することは難しいでしょうから、指揮・命令系統を維持するためにも主任・主幹とかエキスパートとか名付けた専門職の設定が不可欠でしょう。

†課長補佐をケア要員に

職場の管理者は、先頭に立って仕事を引っ張る人だけでは足りません。最後尾で人を守る人が必要です。電車ごっこの「運転手は君だ、車掌は僕だ」と同じです。前者が課長なら、後者は課長補佐。課ごとに配置できなければ、複数の課を受け持つ共同補佐でもよいでしょう。しんがりは隊列についていけない人が出たらその者を助け、誰かが欠けたときはその者の仕事を臨時に代行します。そのためには課長補佐は「無任所」でなくてはなりません。フリーだからこそ、人を助けたり代行したりすることができます。

ところが、近年の合理化（定員削減）で課長補佐が固有の仕事を持っていることが少なくありません。課長補佐というより筆頭係長になってしまっています。これではヘルプに出られません。課長と補佐はワンセットであり、その職務あるいは立場を明確に分ける必要があります。十数人程度の課であれば、体調不良者や仕事の歩調が合わない人が一人や二人はいるでしょう。無任所職を置くなど一見無駄のように見えますが、実は大事な「無用の用」なのです。

†司令官と副官は質が異なる

世の中には司令官に向いた人と副官に向いた人がいます。司令官は情勢を見極めて方針を決め、それを組織の構成員に命令します。副官は司令官の方針に沿って必要な陣容を整え、兵站《へいたん》を掌《つかさど》ります。両者のもとには参謀が何名もいて、意見を言ったり業務を分掌したりします。

司令官と副官は性格がまったく異なります。歴史的には、豊臣秀吉と弟の秀長、本田技研の本田宗一郎社長と藤沢武夫副社長の組み合わせが有名です。副官は絶対に司令官の地位を狙わない。辞めるときも一緒です。だから司令官から全幅の信頼を寄せられます。藤沢武夫氏の場合は本田宗一郎氏の実印まで預かっていたと言われています。近年の政治家では首相・中曽根康弘氏と官房長官・後藤田正晴氏のコンビが挙げられるでしょう（近年にもよく似た組合せがありました）。

ちなみに、著者は一〇〇パーセント副官タイプです。自ら先頭に立つのではなく、誰かの後方で密かに役立つのが使命と心得ています。本書のテーマを扱う日本産業保健法学会でも副代表理事を務めています。

✝退職者をリスナーに

現役の役職者は業務で成果を挙げなくてはならないので、なかなか部下一人ひとりの話をじっくり聞いている余裕がありません。そこで、退職者を再雇用してリスナー（聞き役）とします。退職者は会社の事情をよく知っているし、退職していて相談した本人とは直接の利害関係がないため、相談相手として最適です。

リスナーは聞くのが職務です。喋ってはいけない、というと言い過ぎですが、少なくとも黙々と聞く技術と忍耐が必要になります。相手の言ったことを反復・要約しながら聞きます。「先輩なのだから、よいことを言ってやらなくては」と思う必要はありません。本人は喋る中で問題点の整理ができ、解決法も自然に見つけられることが多いのです。すなわち、リスナーは〝鏡〟です。本人が自分を見つめ直すための道具なのです。だから、喋り好きは困ります。聞いているうちに「俺が現役の頃はなあ、……」と喋りだし、昔の手柄話で終わるというのは最悪のパターンです。

実は、このような立ち位置は心理カウンセラーと似ています。心理のカウンセリングには「傾聴的カウンセリング」と「治療的カウンセリング」があります。前者は、とにかく「上手に聞く」のが仕事です。

†産業医による上司面談

京大で産業医をしていた時期に「部下の取り扱いに困った上司から相談を受ける制度」

（管理者面談）をつくり、現在も契約する民間企業で同じようなことを行っています。自分の部下について、「このところ休みがちだが理由がよくわからない」とか「ちょっと変わっていてどう接してよいかわからない」といったことで話を聞いてみると、部下が内因性鬱病だったり、自閉症的だったりすることもあるので、受診の勧め方や接し方のコツを伝授します。上司面談の後、当該の部下を呼んで面談し、特性や病状を確認して助言することも少なくありません。

初めて上司が来談するときは、できるだけ複数で来てもらうようにしています。部下の問題点をさんざん述べるが当の上司のパーソナリティが少し歪んでいる場合もあり、同席者から事実関係のウラを取るためです。上司からの情報の事実確認のため、部下の以前の上司・同僚などから情報を得ることもあります（それが産業医の強み）。

上司と部下の人間関係は職場環境でもっとも基盤となるものですが、双方の心に余裕がないためトラブルが生じやすいものです。こういった「ちょっと困ったな」の段階での面談は法令や行政指導では義務づけられていませんが、職場のトラブル防止のためにはとても有用です。今まで著者が早期に相談に乗った後に休職に至った例はなさそうです。会社の安全配慮義務の一環として行いたいところです。

ただ、上司の面談の中で部下と上司の両方の心理特性を読み取らなくてはならないため、

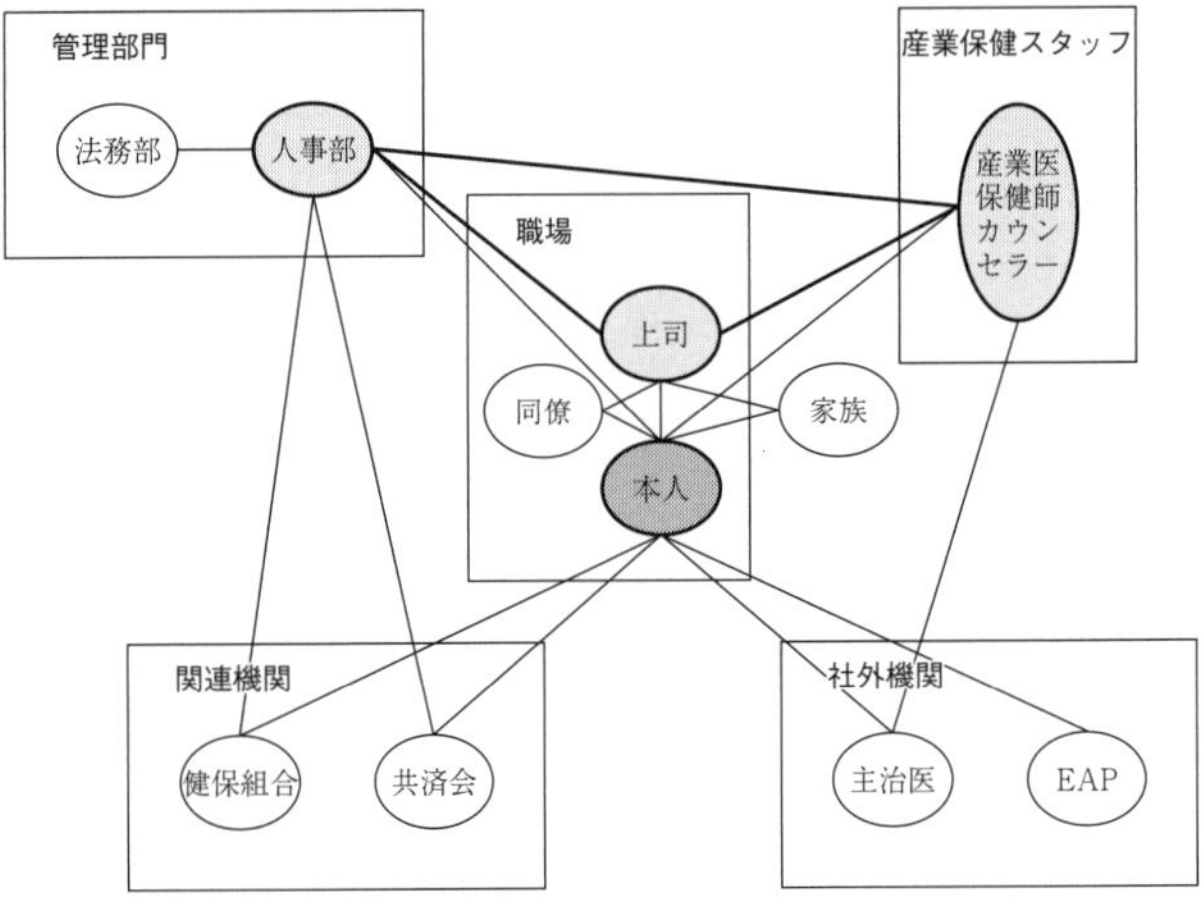

図1　就業管理のトライアングル

面談する産業医に〝人を見る目〟が必要です。この〝目〟を養うには、ある程度の人生経験が必要です。

†就業管理のトライアングル

心身の不調は上司や同僚が察知することも少なくありません。そのとき上司が本人に体調を尋ねることはもちろん必要ですが、自分だけでなんとかしようとは思わない方がよいでしょう。医学的な見解を求めて産業医に相談したり、人事的な対応（休業命令、配置転換、人員補充など）のために人事部門に早期に相談することも有用です。適宜、上司─人事─産業医の三者（就業管理のトライアングル、図1）で協議して問題点を共有し、方針を立てて病状の進行と労働力の損失を防ぐとともに、上司が疲弊してしまわないようにします。

†就業規則で振舞いを規制

「部下管理の方法」であれこれ心得を説きました（「笑顔で接せよ」「話を聞け」「よくできた点も述べよ」「ゴールを設定せよ」「人を診よ」など）。しかし、研修でちょっと講義をしたぐらいでは実効性がありません。そこで、このようなことを就業規則に明記することも一法です。就業規則の本則に馴染まなければ、「別表」という形もあります。就業規則は遵守しなければならない社内法規です。違反すれば懲戒の対象になり得ます。

心を規制するのではありません。思うことは自由です。しかし表に出すこと（発言、行動、表情）は規制されます。「あいつ、殺してやりたい」と思うことは自由ですが、実際に殺せば殺人罪になります。「あの娘、可愛い！」と舞い上がるのも勝手ですが、追いかけ回せばストーカーです。接客業ではお客様への接遇の態度は規制されます。同じように管理職のセリフにも台本があるのです。

部下に失敗があった場合のセリフを考えてみましょう。部下がまじめで几帳面な性格であった場合（後述のメランコリー親和型など）、上司が質問や意見を言う前に、まずは本人が考えたことを発言させてみます。それをうなずきながら（あるいは「なるほど、なるほど」と呟きながら）聞きます。原因や対策を比較的よく考えている場合は（それが完璧でなかったとしても）、「それでよいでしょう」と言って深追いはしません。思慮に足りない点があれば、「よく考えているね。もう一つ、この点についても検討するとさらによいかもしれない」と言います。あれもこれも指摘するのはよくありません。過去のことを引きずり出してもいけません。そして最後に、「わからないことや一人でやりきれないことがあったら、また相談にいらっしゃい」と言うのです。このタイプは一般に自責の念が強いので、〝責めない〟こと、そしてバックアップする旨を示すことが重要です。

日頃からヘラヘラしていて責任感に乏しい人には一喝してもよいでしょう。ただし、雷を落とした後、ニコッと笑みを入れたり「……だよな」というセリフを追加したりします（ハラスメントになりにくい）。そして問題点や解決法を淡々と述べた後、本人に復唱させます。

かくのごとく、上司は自己の感情を発露するのではなく、結果がよくなるように自己の言動を制御しなければなりません。もちろん部下も従業員であり、自己の言動は規制されます。そもそも会社は「ある目的を達成するために集まっている便宜的な社会（ゲゼルシャフト）です。従業員は会社と雇用契約（労働力と賃金の交換の契約）を結んで割り当てられた仕事をする存在であり、自分の本音で仕事をする必要はありません。

喩えて言えば、従業員は会社が用意した着ぐるみを着てその役を演じているに過ぎないのです。着ぐるみがドジをしても着ぐるみが責任を取るのであって、着ぐるみが責任を取っているように見えるよう、中の人は立ち回るのです。

就業規則「別表」を例示してみましょう。

上司規制

（1）人は「承認」を求めるものであることを理解する。
（2）職場の雰囲気を良好に保つよう、または良好になるよう演出に努める。
（3）部下とは笑顔で接するよう努め、不機嫌や怒りを表に出してはいけない。
（4）部下の話は要点を復唱しながら受容的に聞く。
（5）部下のやる気を引き出すよう態度と発言に留意する。
（6）部下に注意を与えるに当たって、評価できる点と改善を要する点の両方を、前者を先にして述べる。
（7）現実にありえないことや人に対する批判に対しては、その内容を肯定も否定もせず、困り感情のみ受け止める。
（8）定期・不定期に部下からの相談を受ける時間を設ける。
（9）問題点と責任を部下と共有し、部下に責任を押しつけない。

(10)問題点については、叱責するのではなく前向きな提案を行う。
(11)最終到達点と当面の目標を示し、「いつまでに」「何を」を具体的に指示するよう努める。
(12)それぞれ目標の到達点にたどり着くたびに、労をねぎらう。

部下規制

(1)雇用契約の本質上、原則として自身の業務内容やそのやり方を自身で決めることはできないことを承知する。
(2)それらを委任された場合に限り、自身で決めることができる。
(3)上司・同僚とは笑顔で接するよう努め、不機嫌や怒りを表に出してはいけない。
(4)成果や課題は早めに上司に報告・相談する。

Ⅱ 心理の特性

†脳機能の分類

人の脳機能で職場での対応を要するものには、「心の作用」や「知的能力」「社会的能力」などがあります。その中の心の作用には、根源的なものから順に、「気質（temperament）」「性格（personality）」「人柄（character）」の三種類があります（図2）。気質は「もともとあるもの」、性格は「できてくるもの」、人柄は「つくられるもの」といってもよいでしょう。

「気質」は内包している感覚や感情、外からの刺激に対する心理的反応の向きで、「新奇性追求」「損害回避」「報酬依存」「固執」（クロニンジャーの気質モデル）があります。遺伝的に決まっていると考えられています。

「新奇性追求」は、新しいものや未知のものに強い関心を示し、探検・冒険的な行動をしたがり、反対に単調なことや既知のことには面白さを感じません。「損害回避」は、損をする可能性が高いことは避けるなど行動が抑制的で、処罰に対しても敏感です。「報酬依存」は、金銭的報酬に限らず社会的評価などによって行動が決まるようなところがあります。「固執」は、文字通り特定の原理や方針にこだわり、そこからの逸脱をよしとしないところがあります。もちろんこれらは定性的な分類で、相互に排他的ではなく重複もあり、またそれぞれについて濃淡があります。

「性格」はいささか広い概念で、「心のありよう」ぐらいの意味です。先天的な気質の上に生育環境など後天的な要素によって形成されていきます。

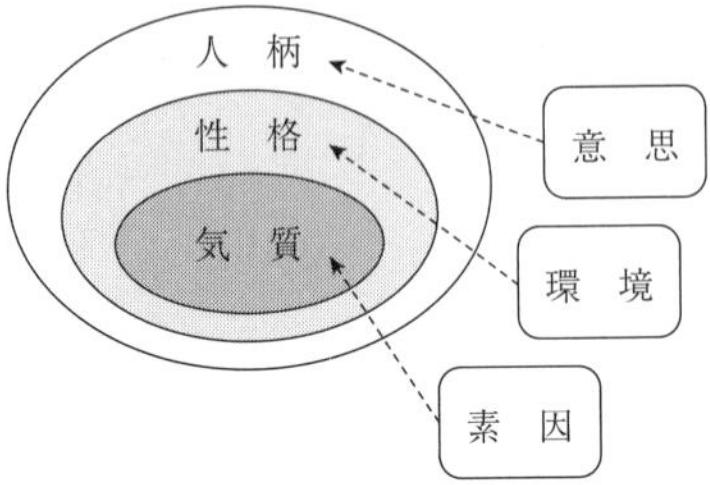

図2　心理特性の構造

分類としては「外向性」「協調性」「誠実性」「神経症性」などがあるとされます（「Big5」）。これを平たく言えば「人付き合いがよい社交的なタイプ（外向性）」「組織の調和や一体感を重んずるタイプ（協調性）」「（行き当たりばったりではなく）よく準備して取り組むタイプ（誠実性）」「情緒が不安定なタイプ（神経症性）」です（B・i・g5にはもう一つ「開放性」もありますが、少し次元が異なるように思われるので、本書では除外しました）。B・i・g5以外に「自律的個人（自己志向）」「社会の統合（協調志向）」「それらを超えたもの（自己超越）」といった分類もあります。これらも相互に排他的ではなく、一人ひとりそれぞれの項目（色相）ごとに濃淡があるのです。

人柄はいわゆる「キャラ」で、「人前でどう振る舞うか」、換言すれば「人にどう見せるか」ということです。本人の意思で変えることができます。「明るく振る舞う」「すぐに「疲れた」と言う」「泣きわめく」「涙をこらえる」という言動もこの次元の話です。キャラクターは登場人物の意味でも用いられ、つくり込みができる特性です。

心の作用以外の脳機能には「知的能力」や「社会的能力」などがあります。知的能力には「理解力」「記憶力（記銘力、想起力）」「論理構成力」「応用力」といったものがあります。「美的センス」も知的能力の一つかもしれません。社会的能力は社会における複合的な能力で、「学力」「行動力」「創造力」「コミュニケーション力」「ストレス対処力」などがあるでしょう。

†心理特性の多様性

職場には心理面から見て多様な人がいます。その中で違和感を感じられやすい心理特性、あるいは特定の病気にいくらかなりやすい心理特性があります。精神医学では「病前性格」とも言います。病気の発症以前にそういう心理特性が見られやすいという意味で、それらの心理特性があると高率に病気になるというわけではありません（病気になる人はごく一部にとどまります）。列記してみましょう。

最初に断っておきますが、以下に述べる心理特性は、「病気」ではなく「障碍」でもありません。「こころの作用の方向性」あるいは「心の色模様」といったもので、色味（色相＝方向性）とその濃さ（明度や彩度＝程度）という要素があります。「良し悪し」ではないし、また「定型・非定型」といった二分法でもなく、「ちょっと青みがかっている」とか「赤みが比較的強い」という感じの連続的なスペクトルとして理解してください。

コラム

メンタルとフィジカル

産業保健の現場では、各種の健康問題をしばしば「メンタルヘルス」と「フィジカルヘルス」に分けます。「心」と「身」です。心の病気は精神疾患であり、身（体《からだ》）の病気は身体疾患です。脳卒中（脳梗塞、脳出血、くも膜下出血）や脳腫瘍、神経変性疾患（筋萎縮性側索硬化症、脊髄小脳変性症など）は身体疾患に分類され、統合失調症や鬱病は精神疾患に分類されます。

しかし、近年はＣＴ（コンピュータ断層撮影）やｆＭＲＩ（機能的磁気共鳴画像）で脳の構造や神経伝達物質の変化がわかるようになり、精神疾患も脳の構造や機能の変化として客観的に捉えられるようになってきて、精神と身体の間に線を引くことができなくなってきました。強いて言えば、体の各部の知覚の障害（痛みやしびれなど）や運動の障害（麻痺など）は身体疾患で、感情や意思の問題（気分や意欲）は精神疾患ということになりますが、脳卒中による感情失禁、仮面鬱病による胃腸症状など両者が交錯する部分もあります。神経発達症（いわゆる発達障害）は、脳卒中や交通事故などで生ずる高次脳機能障害と同種であるとも言えます。

脳の疾患は脳神経内科、精神の病気は精神科（精神神経科）、という分業もあいまいになっていきます。近年は「心療内科」を標榜する医師も増えています。心療内科は、本来は心理的なものが主因になって生じた身体の不調を診る診療科ですが、「内科」という文字がついていることもあってかかりやすいため、広く精神疾患を診ていることが多いようです。

本書では、精神疾患も脳機能の問題という捉え方をしています。

†メランコリー親和型

まじめで誠実なタイプです。責任感が強く、物事がうまくいかないときは、「自分の能力や努力が足りないせいだ」と自身を責め（自責）、抑鬱的になりがちです（だからメランコリー〔憂鬱な気分〕親和型という名がつきました）。他に適任者がいないので「忙しい君に頼んで済まんが……」と仕事を頼まれると、すでに目一杯でも「やってみます」と引き受けるので、上司や会社にとってはとてもありがたい存在です。

本人がやると言っているのでどんどん仕事を任せていると、やがて仕事の効率が落ちたり、「心ここにあらず」でボーッとしていたりし、それでもしばらくは頑張って出勤していますが、ある日突然休職になって周りが驚く、ということになります。このタイプに発症する抑鬱症状は本物の「鬱病」（大鬱病、内因性鬱病）であることが多く、自分を追い詰めて自殺する可能性もあります（近年は「自殺」に代わって「自死」という表現が一般化しつつあります）。だから上司は「本人がやると言ったので任せた」ではいけません（管理責任を問われます）。必ず本人の心と体の余裕を確認しながら仕事を指示しなくてはならないのです。

昇進や結婚が鬱病のきっかけになることがあります（昇進鬱、結婚鬱）。責任が重くなることに依ります。だから、近年は管理職への昇進を嫌う人もいます。管理職手当をもらっても残業代がでないので経済的なメリットは大きくなく、人の世話で苦労が多くなります。「慶事、必ずしも吉ならず」（著者作成の格言）です。

また、何か問題が起きたとき、すでに本人は原因や対策を十分考えているのに、上司がさらに「原因はどこにある？」「なぜやっておかなかったのだ！」と責めるのはよくありません。傷口に塩を塗ることになります。本人が問題にまじめに向き合っていることを評価して、「一緒に考えよう」「謝るのは自分（上司）がするから」という態度で接する必要があります。これも上司の安全配慮義務です。

†神経発達症（いわゆる発達障害）

脳の各領域内あるいは領域間は多数の神経細胞が長い軸索《じくさく》を介してつながっており、神経のネットワークを構成しています。その神経ネットワークに粗密《そみつ》があることによって神経による身体調整機能のみならず心理特性にも多様性が生じます。その多様性が社会生活にいろいろな影響を及ぼすので、社会的に不都合な影響が起きるものを「神経発達症（neurodevelopmental disorder）」と称しています。

神経発達症は、最近まで「発達障害」と称していましたが、「障害」には「不調（disorder）」のほか、「能力障害（disability）」「機能障害（impairment / insufficiency / dysfunction / failure)」「社会的不利（handicap）」などがあります。また「障害」「障碍」「障がい」など文字のやりくりも難しいので、今後はdisorderを「症」で表すことになりました。

神経〝発達〟症とはいうものの、発達が障害されるわけではなく、発達期に発生するわけでもなく、また、発達の環境によって生ずるものでもありません。発達症と言われている状態は、ほとんどが遺伝素因、まれに子宮内感染や出産時のトラブルによって生ずるとも言われていますが、いずれにしても先天的なものです。

神経ネットワークは脳の各部をつなぎ、脳全体に張り巡らされたものなので、そのありようは思考や判断、動作の制御など統合的な脳機能（高次脳機能）を規定します。したがって、神経発達症は「先天的な高次脳機能の偏り」と言うべき状態です。実際、脳卒中や頭部外傷で生じた高次脳機能障害の一部（遂行機能障害、注意障害、失書・失算など）は、神経発達症とよく似た症状を呈します。

神経発達症には、自閉症、注意欠如症、限局性学習症、協調運動症などがありますが、総じて「複数の情報の同時処理がうまくいかない」という共通の特色があり、ここに神経発達症の本質を見ることができます。順に見ていきましょう。

†自閉性

「自閉性」とは、「他者の感覚・心情を自分のそれと同列に置くことができない」という心性です。平たく言えば、「人の気持ちが直観（思惟《しい》の結果ではなく、直接に物・事象を把握する作用）としてわからない」という特性です。当事者の言葉を借りれば、「他人《ひと》は風景の一部である」という認知特性です。自分の心が周囲の人の心とつながらないので「自閉」という名前がついていますが、「感情共有不全」「共感不全」といった表現がよいかもしれません。

その自閉性のため、職場や社会の暗黙知や習慣を無視して自分独自の尺度で判断しがちなので、自分勝手なことをしているように見えます。ただ、本人としては〝合理的なこと〟をしているつもりではあるのです。例えば、みんなで談笑しながら食事をしているのに一人だけスマートフォンを見ているなど遠慮や配慮ができません（本人は、会話の内容は自分にはあまり関係がないし、人に合わせるのは苦手だと感じています）。

自身の言動が人にどう受け止められているか、察知することができません。独自の原理原則に縛られるため、仕事の進め方においても、状況に応じた柔軟な対応が難しいのです。また、人の発した言葉を字義通り受け止め、いわゆる〝裏読み〟ができず、場の空気も読めません。曖昧な表現にとても困惑します。

〝自〟と〝公共〟との区別が十分にできないので、公共の物や空間を自分に取り込んでしまったり公共の場所に自分が居座ってしまったりする傾向があります。例えば、人の家の前に平気で車を停めたり（本人にとっては、「自分の家の前は停めづらいし、その人の家の前はいつも空いている」）、人に借りたものをいつまでも返さなかったり（本人にとっては、「使っていいよと言われたから」）といった具合です。

また、マクロ的な事象の捉え方ができず、ミクロに拘泥《こうでい》します。例えば、一つの文章を見ても文脈を把握する前に字句や文法の間違いが気になってしまいます。一方、あることにこだわるのに他の類似事項には無頓着になります。例えば、食品中の着色素は徹底的に排除するのに防腐剤は全く気に留めなかったり、無頓着であった領域でもいったん関心を持つと徹底的にこだわるなど極端です。

こういった状態が強くなって自他の健康状態や社会生活に悪影響が出る水準になると「症（disorder）」がついて「自閉スペクトラム症（autism spectrum disorder: ＡＳＤ）」と称されます（最近まで「自閉スペクトラム障害」と訳されていました）。本書では、ことの本質や利便性を考えて「自閉症」と称します。

なお、「アスペルガー症候群」は自閉症のうち知能面に明らかな遅れがないものを指し、「高機能自閉症」とほぼ同義です。「広汎性発達障害」という言い方もありましたが、現在では用いられなくなってきています。

「アメリカ精神医学会の診断基準（Diagnostic and Statistical Manual of Mental Disorders 第五版、DSM－V《ファイブ》）」では、「社会的コミュニケーションおよび対人的相互反応における持続的な欠陥」および「行動、興味、または活動の限定された反復的な様式」とされ、前者には「対人的・情緒的な相互関係の欠落」「非言語的コミュニケーションの障害」など三項目、後者には「常同的・反復的な運動動作、物の使用、または話し方」「同一性への固執、習慣へのかたくななこだわり、または言語的・非言語的な儀式的行動様式」など四項目が列記されています。これは、病態を分類・整理する際に確認する要素を列記したもので、患者さんを前にしてこの基準で診断しているわけではありません。じっくりとその人の言動を観察し、「この人の脳の作用の仕方がどうなっているか」で診断すべきです。

自閉性の本質は前頭葉を中心とした神経ネットワークに粗密が生ずるところにあるので、「粗」のところと「密」のところがあります。他者の感情が思い浮かばないことのほかに、「全体」より「部分」の刺激が先に入ってくるので、「細かいことが気になってしまって全体像が捉えにくい」ということが起きがちです。また、特定の音や光の刺激に強く反応し、例えば、ガラスに爪を立てて動かすときの音を聞くと（あるいは想像するだけで）気が狂いそうになります。一方、刺激に鈍感なところも併存し、大音量で音声が流れていても平然としていたりします。

自閉症は顕著であれば三歳児健診で発見されますが、三歳児健診では特に指摘されることなく成長し、学齢に達してから見つかることもあります。大学に入って授業の選択や就職活動などで自発的行動を求められるようになってから判明することも少なくありません。また就職してから常識に沿った行動ができないために、自分であるいは上司が気づくこともあります。大学時代や就職後に見つかるケースを小児期に見つかるものと区別して「成人の自閉症」という言い方をすることもあります。本質に差があるわけではないのですが、程度が軽いものが多くなります。といっても本人の悩みが軽いわけではありません。自分で「自閉症ではないか」と疑って精神科や心療内科を受診する人も少なくありません。

スクリーニング検査として「AQ（autism-spectrum quotient）」がよく用いられます。「社会的スキル」「注意の切り替え」「細部への注意」「コミュニケーション」「想像力」の五領域に対してそれぞれ一〇問ずつ、合計五〇問に対し、「そうである」「どちらかといえばそうである」「どちらかといえばそうでない」「そうでない」の四段階で回答し、一定のルールで点数化してその合計点で評価します。二八項目の短縮版（AQ-short）もあります。

自閉症に基準となる診断基準（ゴールド・スタンダード）はないので、AQの真の診断性能（感度・特異度など）[*8]はわかりません。一個人の中でもその日の調子で回答が変動するので、評価は動きます。AQだけで自閉症を診断できるものではなく、自閉性の濃淡がおおよそ

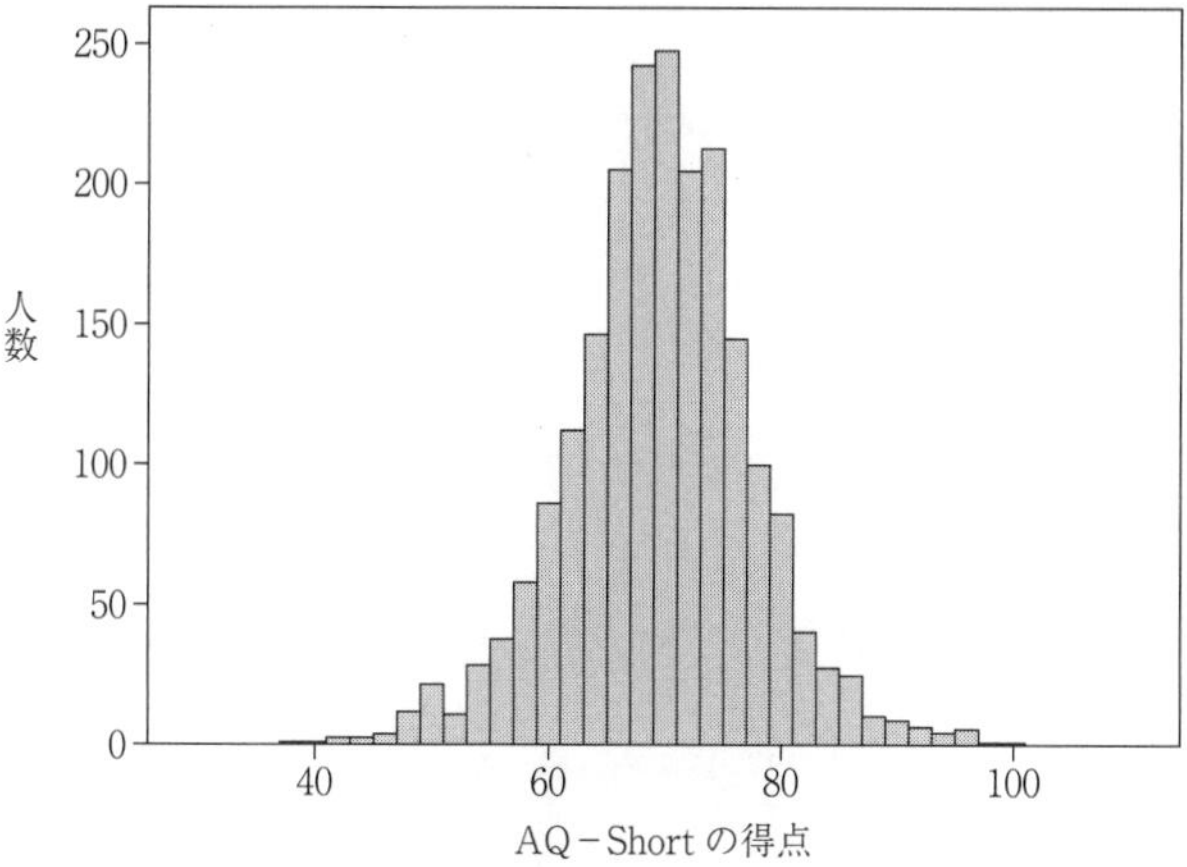

図3　自閉症スクリーニングの得点分布

わかる、という程度です。ある企業の従業員においてAQを用いて自閉性を測定した研究がありますが、得点は広範囲（およそ四〇～一〇〇点）にわたり、正規分布といってよい分布型[*9]を示しました（図3）[*10]。

ＭＲＩ（magnetic resonance imaging: 磁気共鳴画像）、特に機能的ＭＲＩ（functional MRI, f-MRI）も近年自閉症の研究にさかんに用いられています。まだ診断根拠となるほど確かな知見は得られていませんが、自閉症の本質を理解する重要な示唆を与える可能性があり、今後の発展が期待されます。

関連する遺伝子も見つかっていますが、単一の遺伝子で決まるものではなく多因子性です。その点では自閉性は身長や血圧とよく似ています。一般人口の中で自閉性を計測すると、前述したようにおおむね正規分布しており、健常者（定型発達）と自閉症者（神経発達症）に二分されるわけではありません。背が高い人から低い人までいろいろな人がいるように、自閉性にも濃淡があるだけです。だから、自閉症の対極に人の感情を敏感に察知する人たちがいます。そういう人たちは眉毛の動き一つで人の感情の変化を読み取ったり、何も説明していないのに人の思いを深読みできてしまったりします。

固執性（こだわり）や感覚過敏・鈍麻は神経ネットワークの粗密の結果であって、自閉性の随伴症状です。自閉症者は衝動性（思いつき行動）も持っていることが多いとされていますが、衝動性は自閉性があると見えやすいものの、直接の関連はありません。

自閉性は知能レベルとは関係がありません。エジソンのように自閉症でその特異な能力を活かして活躍する人がいるので「自閉症者は天才」と思われている向きもありますが、そういう人が話題になりやすいだけです。

また、自閉性は気質や性格とも関係がありません。自閉症者がたまたま激しい易《い》刺《し》激《げき》性《せい》（特に易《い》怒《ど》性《せい》）を持っていると会社の中でトラブルを起こしやすいので目立ちますが、おとなしい自閉症も少なくありません。ただ、自閉性のためにいじめられた人が二次的にパーソナリティ（性格）に変化を来すことはあります（後述）。

自閉性は生涯消えることはありません。自閉性を変える薬剤も開発されていません。自閉スペクトラム症をもつ人に投与されている薬剤は、しばしば随伴する易刺激性に対するリスペリドン（リスパダール®）やアリピプラゾール（エビリファイ®）か、二次的に生じた抑鬱や不安、不眠などに対処する薬剤です。ただ、脳の他の部分が発達したり経験を積んだりして知恵がつき、社会生活で困らない程度に身を処せるようにすることはできます。

曖昧な指示が出ると戸惑ってしまって仕事が進まないので、上司は具体的な指示をする必要があります。「早めにやっておいてくれ」ではなく「○月○日までに私に提出してくれ」と言い、「適当に仕上げといて」や「臨機応変にやれ」ではなく「○○はこのように、△△はあのように」など例示しながら説明します。

それ以上に大切なのは、持っている特性を活かすことです。画一的な教育がなされていた時代にはむりやり規範に沿わせられていましたが、これからは多様性（diversity）の時代です。自閉症に限りませんが、取り柄を伸ばすことを考えた方がよいと思います。会社の人事においても、転勤や昇任を慣例に沿って画一的に行うのではなく、個々の従業員の特性に合わせて「適材適所」を図った方が充実感が得られ、トラブルも少ないでしょう。

ただ、自閉症者でも最低限の社会的ルール（職場では職場のルール）は守らなくてはなりません。ルールの背景にある思想が理解できないことが多いので、人のやり方をたくさん見て、（納得はできなくても）「こういうときはこうする」「ここではこういう発言をする」ということを丸暗記して真似するしかありません。ただ、自閉症者は他人のことに関心がないために人を丁寧に観察していないことが多いので、本人の強い意識だけでなく周囲の助力も必要です。時間はかかり、またいつまでたっても完成の域には達しませんが、ミスがご愛敬で済むところまで到達することは不可能ではありません。本人も相当の努力が必要です。

例えば……、夏に近所の人に会えば「暑いですねえ」と声をかけられますが、ここで「夏は暑いに決まっている、暑いと言ったら涼しくなるわけでもないのに、無駄なことを……」と思っても反発はせず、無条件に「本当に暑いですねえ」と返します。オウム返しでは能がないので、「一雨ほしいですね」とひとひねりすることに頭を使うのです。

＊8 **診断性能** 「感度」は「病気がある人のうちある診断手技（診察や検査）で陽性に出る割合」であり、「特異度」は「病気でない人のうちある診断手技で陰性に出る割合」です。「ある診断手技で陽性に出た人のうち実際に病気である割合」は「陽性予測能（positive predictive value）」と言い、「ある診断手技で陰性に出た人のうち実際に病気でなかった割合」は「陰性予測能（negative predictive value）」と言います。陽性・陰性の予測能は、臨床現場では有用ですが、評価対象集団中の病者の割合によって数値が大きく変わるので、診断性能の評価としては用いません。実は感度や特異度も病者の重症度によって変動するので、「どういう対象者集団での診断か」が重要です（拙著『臨床研究の教科書（第二版）』医学書院、二〇二〇

年）。

＊9　**分布の型**　自閉性の高い人（自閉症者）だけ抽出してＡＱの分布図を描き、一般人の分布と比べると二峰性に見えますが、それは正しい描き方ではありません（身長でも血圧でも同じことが起きます）。（異種の集団を併合したときではなく単一集団全体で分布図を描いたときに二峰性になるかどうかが問題です（ただし、稀な病態では分布の波が小さくて二峰性に見えないことがある点にも留意）。

＊10　Suzuki T. et al. Distribution of autistic traits and their association with sociodemographic characteristics in Japanese workers. Autism. 2018; 22(8): 907-914.

†注意欠如性

前頭葉を中心とした神経ネットワークの粗密によるもう一つの心理特性は「注意欠如性(attention-deficit)」です。注意欠如性とは、「部分部分は見えるが全体を同時に見ることができない」という心性です。「舞台の上のスポットライトが当たっているところだけ見え、光が当たっていないところは見えない」といった感じです。スポットライトの動きに追随することは可能ですが、スポットライトから外れたとたん、意識から抜けます。

注意力そのものが低下しているわけではありません。強く意識しても多方面に同時に注意力が振り向けられない、すなわち「気がつけない」状態です。一時的な勘違いや物忘れに起因する「不注意（carelessness）」とは異なります。「ケアレスミス」ならぬ「ケアフルミス」です。したがって、「注意欠如」というより「全体視（俯瞰《ふかん》／鳥瞰《ちょうかん》）不全」と表現した方がよいでしょう。

あることに取り組んでいるとそのほかのことが目に入らないので、全体的な段取りが悪く大事なことが抜け落ちる、自分のことにしか注意が行かないので周りの人への気配りができない、先読みができないので指示があるまでボーッとしている、今のことしか頭にないので先々を含めたスケジュールの管理ができず締め切り間際にバタバタする、個別課題を取り出したペーパー試験の成績はよいのに課題が複合した実践になるとうまく対処できない、部屋を片付けられず散らかしっぱなしにする、といったことが頻繁に発生します。

高次脳機能障害の一つとして知られる「遂行機能障害」に通ずるものです。

その結果、「気が利かないヤツだ」「この前も注意したのに、何回言ったらわかるんだ！」「期限が迫っているが、ちゃんとやってくれているだろうか」と周りをイライラさせたり不安にさせたりします。だから、単に「能力が低い」「だらしない」と思われているだけのことも多いのです。叱られ続けるので、その叱責がトラウマになってしまうこともあります。

生活や仕事に困難が生じると「注意欠如症（attention-deficit disorder: ADD）」と言われます。巷間《こうかん》で「注意欠如多動症（attention-deficit hyperactivity disorder: ADHD）」と言われるこ

とが多いのですが、「HD」（多動性／衝動性）の部分は注意欠如症でも伴わないことがよくあり、注意欠如性がなくても多動性を持つ子どもは多く、小児期に多動性が出ていても成人では目立たなくなるので、注意欠如性と多動性は分けた方がよく、「注意欠如症」で足ります。衝動性も注意欠如性とは別の脳作用で、注意欠如性があっても衝動性を伴わないことも多いし、注意欠如性がなくても衝動的行為（衝動買いなど）をする人は少なくありません。

「覚えられない（記銘障害）」「思い出せない（想起障害）」といった記憶の障害を訴える人もいますが、記憶は海馬など側頭葉の内側や前脳の基底部の問題なので、部位が異なります。注意欠如で記憶が問題になるとすれば、見聞きしたことの仮置き（ワーキング・メモリ）だけです。新しい情報が入ると前の情報が追い出されるという理由によるので、単一の情報だけなら保持できます。また、注意欠如性は知能レベルや性格とも無関係です。

DSM－Vには注意欠如・多動症の診断基準として「不注意／多動性・衝動性の持続的様式」としていくつかの具体的症状が出ていますが、「不注意な間違い」「ものをなくす」や「喋りすぎる」「待つことが苦手」などは多くの人に当てはまることです。〝ありうる〟症状を挙げていくと国民の多くが注意欠如症に該当してしまいます。大事なことは「診断基準に書かれている症状がいくつ自分に当てはまるか」ではなく、「脳の作用の仕方の根本が全体視性（俯瞰性）を欠いているかどうか」です。現象面しか書かれていないDSMは（あくまでも分類集計用なので）一般の人は利用しない方がよいでしょう。国際疾病分類（ICD、最新は第一一版）も同じく統計用なので、臨床診断には用いません。

注意欠如性は前頭葉を中心とした神経ネットワークの粗密によるものなので、自閉性と近縁です。「人の話を聞いていない（ように見える）」「他に刺激があるとすぐに気を取られる」「社会の常識に意識が行かない（自分勝手なことをやってしまう）」「他人への遠慮・配慮がない」「特定のやり方に固執する」などはどちらにも多い現象です。対策も共通するものが多いので、両者を区別せず「autism/attention-deficit（A／AD）スペクトラム」あるいは「前頭葉症候群」と一括してもよいように思われます。

注意欠如性も顕著であれば小児期に発見されますが、小児期は親が段取りをしてしまうので顕在化せず、試験がそこそこできるので学校の成績も悪くなく、「この子は片付けるのが苦手ねえ」ぐらいで成長し、大学に入ってから、あるいは就職してから、自分で行動計画を立てなくてはならなくなった時期に判明することも少なくありません。

薬物治療としてメチルフェニデート（コンサータ®）やアトモキセチン（ストラテラ®）があります。前頭葉の神経を賦活《ふかつ》するものなので興奮性が高まって注意力は多少高まるかもしれませんが、注意欠如症の本質である「全体視」を可能にするものではありません。また、怒りっぽくなったり攻撃的になったりするなどの副作用も出ます。

職場における対策としては、型の決まった業務に配置します（ワンパターンの仕事も意外に根気強く続けられます）、それができなければ頭や体の使い方の型を作る、といったことが第一です。臨機応変な対応を要する仕事、複数の事項を並行して進める仕事、すなわち窓口業務やマネジメント的な仕事は避けた方がよいでしょう。

「気をつけろ」と言っても「気がつけない」ので、「気がつく仕組み」を用意する必要があります。業務の指示をする際には仕上がりのイメージを示す（料理で言えば、店頭に並べるフードモデルのようなものを用意する）とともに、作業に漏れが生じないよう、時間軸で作業内容を並べる「工程表」や作業ごとに必要事項を列記した「チェックリスト」を準備したりします。

自閉症同様に、本人の「（判断基準や言動内容を）社会の標準に合わせる努力」も必要です。ただ、「社会の標準」が認識できないことも少なくないし、「人の行動を見るように」と言っても、関心外のことだと問題意識なくボーッと眺めているだけになることも多いかもしれません。自分で気がつく仕組みとして、一作業が終わるごとあるいは部屋を出るごとに振り返って手を動かしながら確認する「指差し点検（指差呼称）」も有用です。

†その他の神経ネットワークの偏り

自閉性も注意欠如性も前頭葉を中心とした神経ネットワークの偏り（いわゆる神経発達症）でしたが、それ以外の部位の先天的な偏りもあります。

よく知られているものには「限局性学習症（[specific] learning disorder：ＬＤ）」があります。書字・読字や数値計算（いわゆる「読み書きソロバン」）の特定の行為が選択的にできないというもので、脳卒中や頭部外傷などの後天性のものでは「失読・失書」「失算」と言い、読み書きは側頭葉、ソロバンは頭頂葉を中心とした神経ネットワークに問題がある場合に生じます。

「発達性協調運動症」もよくあるもので、手足の不器用さが目立つものです。前頭葉・頭頂葉から小脳にも及ぶ神経ネットワークの問題で、体の各部の連携がうまくいかないのです。手と足、右手と左手、指と指の動きがチグハグになり、手足の動きのタイミングが合わない、ものを落としたりぶつけたりしやすい、といった現象が見られます。いわゆる運動音痴もこれでしょう。しかし、通常のデスクワークでは大きな支障は来しません。

「動体視力」も共調運動の構成要素でしょう。動いているものの位置や動きに合わせて行動する能力で、眼ではなく脳の特性です。上下左右方向や前後方向（遠近）の動きがうまく捉えられず飛んでくるボールにバットやラケットがうまく合わせられなかったり、複数のものが同時に動いたときにどれに対応すればよいかわからなくなってしまったりします。

近年、自閉症と協調運動症との関連性（自閉症関連蛋白質）が報告されており、両者の併存も少なくないように思われます。急な状況変化に頭が混乱し、手足各部が統率の取れた動きになりません。そのまま進むと破綻を来すので、いったん停止して頭をリセットする必要があります。

このような特定の機能だけがうまくこなせない人に対して、「努力が足りないからだ」と練習を命じても改善はほとんど得られません。試験的に練習させてみてよくならないようなら、さっと切り替えて得意な領域で勝負させた方がよいでしょう。

†神経発達症への会社の対応

障碍者と認められ、相応の「合理的配慮（reasonable accommodation）」がなされることになったとしても、会社（社会）の配慮には限界があります。著者は五歳ごろから英語を習い、英文法の大半を小学生時に覚えてしまいましたが、幼少期から現在に至るまで、ネイティブ・スピーカーの会話速度にはついていけません。一九九〇年代に文部省（当時）の在外研究員としてカナダに短期留学したときも、周囲の人たちの会話速度があまりに速いので、何度か「もっとゆっくり話してください」と申し入れました。申し入れ直後の数秒こそゆっくりになりましたが、一〇秒後には再び早口に戻ってしまいます。このとき、「私は〝英語障碍〟なのだから、周囲の人は障碍者に配慮して日本語で話しかけるべきである」と言ってももちろん無理な話です。できるだけゆっくり（英語を）話すよう意識してもらうのがせいぜいです。これが「合理的配慮」の実情です。

近年は会社に合理的配慮が求められるようになりましたが、合理的配慮とは「背が低くて棚の最上段に手が届かない人に足台を用意する」ことであって、「棚の最上段を取り払う」ことではありません。入試でも、「弱視の人のために文字や図表を拡大した問題・解答冊子を用意する」のが合理的配慮で、「合格点を下げる」ことではないのです。「ある条件を整えれば普通のことができる」というのが「合理的」の意味です。障碍者雇用に当たって企業に求められる条件には、さらに「無理なく実現できる」という形容詞も付きます。したがって、会社は障碍者も障碍のない人と互角に渡り合えるよう条件を整えた上で、パフォーマンスについては遠慮なくストレートに評価してよいのです。

神経発達症が生じたのは本人のせいではありません。先天的なもの（大半が遺伝素因）です。その特性を世の中に合わせていくために本人にかなりの努力を強いることになります。理不尽とは思いますが、心理特性に限らず、頭脳や運動能力から容姿に至るまで、ほぼすべてが先天的素因で決まります（努力によってそれらに磨きをかけることはできます）。こういった素因について本人が運命として受け止め、対応を考えていかなくてはならないのが世の現実なのです。

†パーソナリティの歪み

子を褒めることがなく叱りつけるばかりの厳しい親だと、子はどうなるでしょうか。小学校に通う子どもが学校のテストで九九点を取りました。喜んで親に答案を見せると「九九点ではダメだ、一〇〇点でなければ」という親です。口を開くごとに「あそこが悪い、ここが足りない」と叱り続けます。体罰も加えます。

両親とも優秀で名門大学を出ているのに子どもの成績が今ひとつだと、「父さんも母さんも〇〇大学なのにおまえができないのは努力が足りないからだ」と罵倒します。両親が優秀なので、子どももそこそこ優秀です。学校の先生に聞けば「〇〇ちゃんはしっかりやれていますよ」と言います。ただ、試験などの結果が親の願い（あるべき姿）に少し足りないという程度です。

勉強はもとより、態度や躾《しつけ》も多くは強制します。多様性を認めず、唯一のやり方や価値観を押しつけるのです。言いつけを守れないと「おまえはうちの子ではない」とか「あしたおまえを捨てに行く」などとアイデンティティを否定する発言も飛び出します。これは一種の虐待です。そういう親を「毒親」とも言います。

両親ともに厳しい場合もありますが、一方の親が厳しく、他方が子をかばうと「おまえが甘やかすからああなるんだ」とか「あなたがしっかりと指導しないからこうなるのよ」と激しく非難するので、やむを得ず相方に追従してしまう、という場合も多いようです。

親が子にストレートに強制や叱責はしないが、重要な意思決定をしなければならないときに「どうなんだ、どうなんだ」と迫ってくるケースもあります。親は子の主体性を尊重しているつもりでも、子からすれば「親が望む答」を出さなくてはならないのです。親の価値観はわかっています。心理的に追い詰められるので、実質的に叱りつけたり強制したりするのと同様の効果をもたらします。

叱られる子供には「安全基地」がなく、パーソナリティ（性格）に歪みが出ます。実際に、そういう子の脳は、MRIで前頭前野に萎縮が認められ、遺伝子にメチル化が起きることもわかっています。[*11] 自閉症や注意欠如症などの神経発達症は神経ネットワークの遺伝的な多様性（連続的な分布）と考えられますが、パーソナリティの歪みは健常とは異なる〝病気〟と考えてよいでしょう。

本人も、そのような親に反発を感じながらも従わざるを得ません。逆に親を理想化しようとする反応が起きます。「そこまで自分を支配するのだから、崇高で立派な親でなければならない。親に瑕疵《かし》などあるはずはない」と。

振り返ると、親も同じような育ち方をしています。子育てが遺伝するとは言いませんが、「自分が育てられたように人を育てる」ものです。褒めない親も褒めない親に育てられています。この悪循環を断ち切るのは配偶者です。つれあいが厳しくても、逃げずに子を守っていただきたい。「あなたはちゃんとやれているのよ」と我が子を抱きしめてほしいのです。

褒められることがなく叱られてばかりいると、脳は傷つきます。傷だらけの状態で成長すると、仕事でトラブルが発生したときに自分のせいにすることができない、あるいは自分に瑕疵があると認めることができない、という状態になります。自己愛（narcissism）です。自己愛とは「自分が大好き」ということではなく、「自己を保全する」という心理です。

そして代償行動に出ます。もうこれ以上自分の心を傷つけることができないとき、どのように反応するかでA・B・Cの三群に分かれます。A群は「妄想」を来すもの、B群は「他罰（攻撃）」を主体とするもの、C群はその他もろもろですが、「回避」を主体とするものが多く見られます。「解離」（後述）を来すこともあります。A・B・Cの三群に分けましたが、明確に分離できるものではなく、複数にまたがることも多くあります。そういう意味ではスペクトルです。

パーソナリティの歪みは親の養育態度によるものが圧倒的に多いのですが、もともと自閉性や注意欠如性が顕著（いわゆる神経発達症）で、学校の同級生や部活の先輩、職場の上司や同僚から強いいじめを受け続けて生ずることもあります。そのような複合型では、現象から本質を見抜くことが難しくなります。医学的に正しく診断するには、小さい頃からの行動の癖や親の養育態度を多方面から調べ上げる必要があります。

＊11　友田明美『子どもの脳を傷つける親たち』ＮＨＫ出版、二〇一七年．Nishitani S, et al. A multi-model MRI analysis of brain structure and function in relation to OXT methylation in maltreated children and adolescents. Transl Psychiatry. 2021; 11(1): 589.

†A群パーソナリティ

A群は、仕事のトラブル発生時などに新たな物語を作ってしまうもので、「妄想性パーソナリティ」と言います。この妄想は統合失調症のような「宇宙人に操縦されている」といった荒唐無稽のものではなく、「〇〇さんが勝手に私のものを持ち出した」「××さんと

△△さんが陰で私の悪口を言っている」といった被害妄想や「○○さんに誘われて一晩を一緒に過ごした」といった関係妄想など、比較的現実味を帯びたものです。証拠になるようなものを見せたりするので、周りも信じてしまうことがあります。ただし、意図的に捏《ねっ》造《ぞう》しているわけではなく、本人も自分の作った物語を完全に信じ込んでいます。後述する他罰性を併せ持つことも稀ではありません。

妄想を来す疾患としてほかに統合失調症と妄想症（旧・妄想性障害）がありますが、前者は青年期（一〇代後半から二〇代）に多く、後者は中年期以降に多いのが特徴です。それに対してこのA群パーソナリティは二〇代半ばから三〇代のことが多く、ときに四〇代のこともあります。仕事で中堅になり、後輩を指導するあるいは責任をとる立場にある年代です。

妄想が明らかであれば薬物治療の対象となりますが、妄想かどうか区別できないことも少なくありませんし、本人も妄想という自覚は持っていません。現実味のある妄想なので、上司や同僚はうっかり乗ってしまわないよう気をつけなければなりません。「ふ〜む」と言いながら、しばらくは聞き置きます。そのうちおかしな話がいろいろと出てくることで、やっと「これは病気だ！」と気づくのです。

†B群パーソナリティ

B群は、仕事のトラブル発生時などに、「あの人のせいでこうなった」と責任を他者に転嫁するものです。人の僅《わず》かなミスにすべてをかずけて自分は悪くないことにしてしまいます。これも意図的になすりつけているのではなく、そうしないと自分の心が持たないからであって、確信を持っています。「境界性」「自己愛性」「演技性」などが知られていますが、本質は同じなので本書では「B群」あるいは「他罰性」として一括します。

この群の人たちは被害意識が非常に強いのが特徴です。「私は一生懸命やっているのに、○○さんはちゃんとやってくれない」「これだけのことに取り組んでいるのに、上司はそれを評価してくれない」「会社は実力に見合った取り扱いをしてくれない」などなど（「くれない病」）。

また、この群の人たちは価値尺度が一通りしかありません。自分が育てられたときの価値観一本です。正解は一つしかなく、多様性を認めません。目標に到達するまでのルートは（難易度や効率には差があるとしても）いくつもあるのですが、一つのみが正しく他は間違いとしてしまいます。

そして不都合なことは必ず人のせいにします。そして転嫁先の人を猛烈な勢いで非難します。いろいろな人の不注意が重なって起きたことでも、特定の人が原因だとして激しく攻撃するのです。話の内容も実際にあったことがベースにあるのですが、そのうち「これって本当かな?」と思うほど膨らんでいきます(話を盛ってしまう)。その点ではA群の妄想性とつながるところがあります。

B群パーソナリティの人は敵・味方をはっきり分けます。味方であれば、少々の瑕疵があってもそれをないことにして連合を組みます。しかし、いったん本人の不備を突くような発言をしたとたん、敵に回され、激しい攻撃を受けることになります。自分が人に対して激しい態度に出ているのに、そのことは棚に上げて、自分の言動を注意した上司や産業医に対してハラスメントだと言い張ることもしばしばです。

あまりの激しさに周りが萎縮し、「触らぬ神にたたりなし」で避けるようになったり、「腫れ物に触るように」接するようになったりします。上司や同僚が抑鬱症状を来すことも稀ではありません。

†C群パーソナリティ

その他の歪んだパーソナリティはC群とされますが、その多くは回避性、すなわち「困難な現状に直面すると、その状況がなかったことにしてしまう」というものです。人の期待に応えなくてはならないのに、実力の不足や運の悪さでうまくいかない……、あるべき自分に実際の自分が到達していない……、そういう自分を受容できない……。ということで、現状から逃げてしまうのです。

直面する課題を回避するため、命ぜられた仕事の資料を引き出しに入れたまま放置する、責められると自宅に引きこもったり遁走《とんそう》したりする。それでもむりやり困難な仕事に対峙すると、鬱症状が強く出てしまう。こういった現象は、苦手な場面に向き合うと冷や汗や動悸、血圧低下、過呼吸、胃腸症状、などの自律神経症状が前面に出てくる不安症（全般不安症）の反応とは異なります。

しかし、仕事以外では元気であることが多く、「鬱」という診断で休職しているのに遊びには行けたり、SNSで盛んに情報発信したりしています。だから、身勝手だと思われてしまいます。そのような鬱は「新型鬱」あるいは「現代型鬱」と称されます（これらの型の鬱はパーソナリティ以外が原因のものもあります）。尋ねれば人や組織のせいにして自分の責任を認めないところはB群（他罰型）に似ていますが、他人を攻撃する激しさはありません。A群のような妄想もほとんど見られません。

若い人に多かったので、以前は「ゆとり教育」の影響かなと著者は考えていました。しかし、ゆとり世代より後の世代の人にも散見されます。聞き取りの過程でどうも親が前面に出てくる傾向があります。ということで、やはり養育の問題だ、と考えているところです。

C群には「依存性パーソナリティ」や「強迫性パーソナリティ」も含まれます。著者は依存性や強迫性という特性の存在は認めますが、それだけで独立したパーソナリティを形成するかどうか確信が持てないので、本書では割愛します。

†パーソナリティ症

前述のパーソナリティの歪みで本人が病んでしまう場合があります。これが「パーソナリティ症」(personality disorder: 旧・パーソナリティ障害)です。パーソナリティの歪みで周囲と軋轢《あつれき》が生じ、そのために抑鬱などの症状や自殺企図などの行動が見られることがあり、手首にリストカットの跡が残っていることもあります。こういった二次性の症状や行動は可逆性であり、医療の対象となります。

すなわち、心理作用の一項である「パーソナリティ(性格)」、親の養育等によって生じた「パーソナリティの歪み(A・B・C群パーソナリティ)」、歪んだパーソナリティと周囲との軋轢によって本人に生じた症状や行動である「パーソナリティ症」はそれぞれ別の状態なので、言葉の使い方に注意を要します。

なお、旧・パーソナリティ障害を「人格障害」と言っていたこともありますが、「人格」にはある種の価値観を含むので（「人格が高い」「あの人は人格者だ」など）、心理特性を表す用語としては使わない方がよいでしょう。

DSM－Vでは「その人の属する文化から期待されるものより著しく偏り、広範でかつ柔軟性がなく、青年期または成人期早期に始まり、長期にわたり変わることなく、苦痛または障害を引き起こす内的体験および行動の持続的様式」とありますが、これで実態がわかる人はいないでしょう。やはり、現象ではなく、ことの本質、すなわち「幼少時の取り扱われ方がもたらす自己保全のための心の反応」として理解した方がよいでしょう。

†歪んだパーソナリティへの対処

パーソナリティ症で現れた抑鬱や不安、不穏といった二次的な症状は休職や薬物・心理療法である程度改善しますが、パーソナリティの歪み自体は脳の変質を伴い、治るものではありません。そこで、「あるがままの自分を受け入れる訓練」である森田療法が行われることもあります。業務内外で得意なことを見出し、それを自分の存在基盤にすることで社会復帰の糸口を摑める場合もあるでしょう。

B群で顕著な激高しやすさはある種の薬剤で抑えられます。チアプリド（グラマリール

®）が奏功しますが、リスペリドン（リスパダール®）やアリピプラゾール（エビリファイ®）などの抗精神病薬も効くと思われます。愛情ホルモンとも言われているオキシトシンの活用も個人的には期待しています。しかし、いずれもパーソナリティ症には健康保険の適応外であり、また副作用には十分注意する必要があります。それ以前に、本人が「自分は悪くないのになぜ薬を飲まなくてはならないのか。治療しなければならないのは○○さんでしょ！」と飲んでくれない可能性が高いと思われます。

家庭であれば、絶対的な愛情をもって本人を肯定し続けることによって歪みを緩和することも不可能ではありません。しかし、これは夫婦や親子の関係でないと難しいでしょう。職場はパーソナリティの歪みの原因ではなく、矯正の場でもないので、治療的な行動を取ることまでは求められません。

パーソナリティの歪みを持つ人（特にB群の人）への対処は、職場のメンタルヘルス対応で最も難易度が高いものです。完全に思い込んでいるので、論理的な説得はあまり効果がありません。頭のよい人が多いので、へたをすると返り討ちに遭います。損得には敏感で、計算（損得勘定）もできます。対処のコツは三つあります。

まずは本人と向き合って話を聞く際、冷静さを保ち、相手が話す（事実関係ではなく）困り感情のみを受け止めること（「ふむふむ、こういうところが辛いのか……」と呟きながら聞きます）。決して「それは違う！」と否定したりいきり立ったりしないことです（うっかり反駁すると直ちに非難の対象になってしまいます）。

二つ目はルールで迫ること。法令や就業規則で規定されたことを「これはルールだから」と言って守らせ、反すれば懲戒の対象にする、というアプローチです。そのために、日頃から就業規則を整備しておく必要があります。

もう一つは、孤軍奮闘せず、必ず複数の管理者で対応すること、です。上司が「この案件は自分の責任だ」として一人で引き受けると、多くは疲弊し、抑鬱状態になってしまいます。だから組織で対応しなければなりません。複数の管理者（上司とその上司、あるいは上司と人事担当者）が連携して事に当たります。ここでも事実の記録と保管は重要です。そして、早めに（本人が病んでいなくても）産業医に相談することも重要です（産業医がこの特性を十分に理解しているとは限りませんが）。

パーソナリティは、時により、また見る人により、見え方が変わる微妙な課題です。一つの事実だけで安易に決めつけたり措置したりすることはできません。そのため、対応を要請された産業医は、幼少期の生育環境や過去の働きぶりについて本人やかつての友人・同僚などから十分な情報を収集し、慎重に対処する必要があります。

パーソナリティに歪みを生じて職場に大きな影響を与えた従業員を解雇した事例の裁判

（日本ヒューレットパッカード事件[*12]、神戸市事件[*13]など）では、鬱や妄想など疾病性が強い部分については薬物治療などによる改善を期待して受診勧奨や休職等の措置を講じて状況の改善を促すことを原則としつつ、他罰性や無断欠勤、その他の常軌を逸した行動はパーソナリティに歪みがあっても本人に善悪の判断はでき、またパーソナリティの歪みそのものは治療や環境調整で改善しないことから、解雇も有効とされます。ただ、厳密には、休職からの復帰を拒否するのではなく、疾病部分の改善をもっていったん復職し、会社のルールの範囲内で本人の意向を汲んだ配置や業務内容にした上で、その後も不適切な言動が続く場合に解雇するのが正当ではあります。

＊12　**日本ヒューレットパッカード事件**　（同名の複数事件中の二つ目の「普通解雇事件」）関係妄想があり、勤務態度が不良で、上司の度重なる指導にもかかわらず自己の意見に固執して他者の意見を聞き入れず、改善の見通しが立たなかったため解雇された事例。一審（二〇一二年）、二審（二〇一三年）とも解雇が有効とされました。

＊13　**神戸市事件**　複数回の自傷行為のほか、同僚に包丁を突きつけるなどの行為を行い、双極症およびパーソナリティ症と診断された職員に対して休職を命じた上、三カ月後に解雇した事例。一審（二〇二一年）では解雇無効とされましたが、二審（同年）で取り消されて解雇は適法とされました。

コラム

金閣の焼失

足利義満が建立した京都・鹿苑寺《ろくおんじ》の舎利殿《しゃりでん》「金閣」が一九五〇年に同寺の修行僧による放火で焼失したことはよく知られています。放火をした林承賢《はやししょうけん》（本名、林養賢）という人は福井県の小村にある寺の住職の子で、母親が厳しい教育をしたと言われています。病弱な父親が亡くなる前に鹿苑寺に息子の育成を依頼したことから修行僧として鹿苑寺に入り、同寺の配慮で大谷大学に学生として通っていました。

寺の修行は一般に規律が厳しいのですが、鹿苑寺の和尚・慈海は広い心の持ち主であったようで、師弟関係の問題ではなさそうです。むしろ、母親の養育によって醸成された「こうであらねばならぬ」という唯一絶対的な価値観と、幼少期より理想化していた「金閣」が実際にあまりに神々しく絶対的な存在であること（本人から「嫉妬」という表現がなされています）、それらが自分をつらい目に遭わせているという認識からパーソナリティの歪みを生じたように思われます。放火をしたことから「反社会性パーソナリティ症」に分類されますが、B群パーソナリティの一つの結末でしょう。

第6章　職場で見かける精神症状

†抑鬱

抑鬱とは、「憂鬱な気分」と「意欲の低下」の二要素が揃った状態が持続することです。それによって「眠れない」「食欲が湧かない」「痩《や》せてくる」といった随伴症状が出ます。抑鬱時の眠れないという症状の裏には、「ネガティブなことが頭を占拠してしまう」という轍《わだち》へのはまり込みがあります。食欲の方は、食べたいと思わなくなるだけでなく、味覚も落ちて「砂を噛むような」という表現をする人もいます。職場では、仕事中にボーッとしている、笑顔がない（あるいは付き合いで愛想笑いをしているが、顔が引きつっている）、珍しく遅刻する、などが初期症状です。

抑鬱を来したから「鬱病」というわけではありません。[*14]（セロトニン等の脳内物質の代謝の変化を根源とする）「内因性鬱病（大鬱病）」のほかに、家族・ペットの死や失恋、仕事上の不調など各種の原因による反応性の抑鬱（抑鬱反応、抑鬱神経症）もよく見られます。後述する双極症（いわゆる躁鬱病）の鬱期ということもあります。鬱病というほどではない軽度の抑鬱症状が長く続く「気分変調症」という病態もあります。

「抑鬱状態」であることはすぐにもわかりますが、「内因性鬱病」「抑鬱反応」「双極症」等の診断は発症前からの経過を把握したり、その後の経過を追ったりしなければできないので、診断までに時間を要します。そのため休業の開始時から「（内因性）鬱病」「大鬱病」と書かれた診断書が出てくることは少なく、当初は「鬱状態」「抑鬱状態」と書かれていることが多いのです。

内因性鬱病の多くは前述のメランコリー親和型の人から発症します。限界まで頑張るので、発症して休業したときには重症であることが多いのが特徴です。いきなり自殺して病気が明らかになることもあります。治療にも時間を要し、少なくとも半年、しばしば年の単位となります。再発防止のために後述するリワーク・プログラムも受けることが多いので、休業期間はさらに延びます。逆に、抑鬱症状を呈してもすぐに元気になって一～二カ月で復帰できるようなケースは内因性鬱病ではないと言えるでしょう。

気分変調症（DSM‐Ⅳでは「持続性抑鬱障害」）は、現象的には軽い鬱症状が続くものですが、これといった原因がないのに仕事を休み始め、抗鬱薬の効果も今ひとつで、職場では対応に苦慮することが多いものです。仕事から離れると徐々に回復するので職場に復帰しますが、いつとはなく再発し、また休むことになります。双極症Ⅱ型（後述）との鑑別も容易ではありません。

内因性鬱病、双極症、気分変調症、および躁病をまとめて「気分症」（旧・気分障害、感情障害）という言い方をします。はっきり分類できない場合や聞こえを気にして曖昧にしたい場合にこの用語が用いられます。診断する医師によっても用語の用い方に流儀（あるいは癖）があります。

職場に提出される診断書が担当医によって「鬱病」だったり「抑鬱状態」だったり「気分症（気分障害）」だったりするので、人事の人が戸惑って（同一疾患か別の疾患かで病気休暇のカウントや傷病手当金の支給が通算されるかリセットされるかが異なります）産業医に尋ねてくることがしばしばありますが、用語がカバーする病態の範囲の違い、あるいは樹状に分岐した階層構造の上位か下位かの違いです。

強い抑鬱症状を来した場合の治療の第一は、仕事から解放することです。仕事が原因あるいはきっかけでなくても、仕事は精神的に負荷がかかることが多いので、通常は休ませなくてはなりません。自宅療養することが多いのですが、入院することもあります。治療の第二は抗鬱薬や睡眠導入薬などの薬物投与です。近年は副作用の少ない新しい治療薬がいろいろ出てきて選択肢が増えました。薬を飲み始めてから効いてくるまで三週間近くを要します。抑鬱症状の改善より先に意欲の回復が先に現れるので、抑鬱状態のまま行動力が高まると思わぬ行動（自傷）に出るおそれもあり、家族のもとでの生活、あるいは医療機関での治療が必要になります。

薬物と休業により治療を行い、ある程度回復した段階で第三の治療である認知行動療法（cognitive behavioral therapy: CBT）が行われます。認知行動療法は、陥りやすい思考の癖（「自動思考」という）を認識して対応策を考えるもので、現在では内因性鬱病だけでなく、不安症や心的外傷後ストレス症（PTSD）など広範囲に適応があります。また、医療機関内で治療が行われるだけでなく、セルフケアを含めて日常生活の場でも行うよう指導されています（スマートフォンのアプリケーションも開発されています）。

＊14 **鬱病** DSM-Ⅴでは「抑鬱気分」と「興味・喜びの消失」のいずれかに加えて「食欲の減退」や「不眠」など七項目中五項目以上が該当すれば「鬱病」の診断ができることになっているので、種々の病態が混じってしまう（したがって薬の効果も様々）という問題があります。治療までを考えると「鬱病」は「内因性鬱病」に限定すべきで、その他の原因による抑鬱状態は「反応性抑鬱」「〇〇に伴う抑鬱状態」などと記載するのがよいでしょう。

†躁および軽躁

嬉しいことがあると多くの人が朗らかになってよく喋ったりしますが、そういうきっかけもないのにやたらとハイテンション（躁状態）になる一方、落ち込んだ状態（抑鬱状態）が続くこともある病気は「双極症」と言います。少し前まで（あるいは現在でも）「双極性障害」と呼ばれ、もっと昔には「躁鬱病」と言われていました。双極症には明確な躁期と鬱期を繰り返すⅠ型と、鬱期は明確だが躁症状が軽いⅡ型があります。人間誰しも喜怒哀楽はあるので、その日の出来事によって朗らかになったりむっつりしたりすることはありますが、周期性がなければ双極症ではありません。したがって、ある程度の期間の経過を見ないと双極症の診断はつかないのです。

双極症は、病態生理学的には脳内のドーパミンという神経伝達物質の代謝が変化しています。かつて内因性精神病として括られていた三疾患（統合失調症、双極症、鬱病）の中で、双極症は統合失調症に近いところがあります。ただし、統合失調症に比べて遺伝の要素はかなり弱いと考えられています。病前性格として、社交的で人付き合いがよく、頼まれもしないのに人へのサービスを買って出たりしますが、気分にムラがある「循環気質」を持っていると言われています。

一般に鬱期が躁期や軽躁期に比べて長いのですが、躁期が長く続くタイプもあります（ほぼ躁病）。躁期には本人はいたって元気で自信に満ちており、無茶なことに挑戦して家族や同僚が手を焼いたり、違法なことをしでかして警察のご厄介になったりすることもしばしばあります。人に対して攻撃的にもなるので、Ｂ群パーソナリティとの鑑別が難しいときがあります（周期性や生育歴である程度区別できます）。

鬱期は本人が辛い時期で、この時期に受診することが多く、当初は鬱病と診断されることも多いのです。しかし、鬱症状が主体であっても治療法が鬱病とは異なる（リチウム剤などの気分安定薬を用いる）ので、ハイテンションになる時期があることを必ず担当医に伝えなくてはなりません。

†妄想

妄想とは、「現実にはないことをあると確信している状態」のことで、いくら論理的にかつわかりやすく説明しても修正が効かないのが特徴です。妄想というと「統合失調症」が思い浮かびますが、それ以外に「妄想性パーソナリティ」と「妄想症」があります。

妄想型の統合失調症はおおむね青年期（二〇代が多いが時に三〇代）に発症し、多くは幻覚を伴います。その妄想は現実離れしていてしばしば「宇宙人」や「電波」が登場します。妄想に支配されてしまって自分の損得を計算することができないので、時に「ここから飛び降りなくてはならない」など不合理なことをして大けがをすることもあります。

青年期の統合失調症には薬が比較的よく効くので、早期に医療につなぎたいところです。しかし本人に病識がないので「あなたはこうなっていますから受診しましょう」と説明してもなかなか受け入れてくれません。本人が不自由・不都合な場面に直面して「生きづらさ」を感じるようになって、受診してくれる場合があります。暴力を振るうなど周囲の人の生命や精神に重大な影響がある場合は、精神保健指定医の診断に基づき都道府県知事の職権で強制的に入院させることができます（措置入院）。

妄想性パーソナリティは既述のように、いつも強く抑圧されて心が傷ついている状態にあってさらに心が傷つきかねない状況が加わったときに妄想で処理する精神状態のことです。三〇歳前後かそれ以降に見られます。このときの妄想は「あの人が盗った」「誰と誰が裏で通じている」など比較的現実味があり、また自分にとって有利な内容になります。

もう一つ、「妄想症」（旧・妄想性障害）という病態があります。中年期以降に起き、統合失調症とよく似ていますが、妄想の内容はそれほど突飛ではなく、無鉄砲なこともまず行いません。おおむね現実的な対応が可能です。薬の効きはそれほどよくないとされていますが、症状が確かであれば抗精神病薬が投与されます。副作用が強く出て抑制されきった状態（トロトロ）になり、妄想は消えるが人格が保てないという状態になることもあります。

†不安

不安自体は誰にもあり、また生きる上で必要でもあります。不安があるから用心をし、準備をします。しかし、不安が必要以上に強くなるタイプがあります。死ぬ不安、孤独になる不安といった生物学的な不安のほかに、職場では成功するかどうかの不安、人に嫌われる不安などの社会不安があります。誘因がはっきりせず、いつも不安を抱いているような場合は「全般性不安症」と言い、高い所（高所恐怖）、閉鎖空間や人混み（閉所恐怖）、特定の動物を見たとき（動物恐怖）など場面が特定される場合は「限局性恐怖症」と言います。

不安が極度に募ると自律神経に変調を来して、動悸や発汗、吐き気、下痢などを来します。このような状態を「パニック症」と言います（通常の会話に出てくる精神的な動揺や混乱を意味する「パニック状態」「パニックに陥る」のパニックとは多少ニュアンスが異なります）。必要以上に呼吸を行い（過呼吸）、この状態が続くと体内から二酸化炭素が過剰に排出されて酸塩基平衡が崩れ、体内がアルカリ性に傾いて手足のしびれや痙攣《けいれん》を来します。抗不安薬（睡眠薬の効果をなだらかにしたものが多い）が投与されますが、自律神経症状（動悸や吐き気など）に対する対症療法（自律神経調整薬の投与）も行われます。

†不眠

内因性鬱病をはじめ種々の精神疾患の症状として現れ、受診のきっかけや診断の糸口となることが多い病態です。病気でなくても、日中に異常な興奮、異常な不安、異常な悲しみなどがあると眠れなくなります。二週間以上連続する場合は受診を考えます。原因を究明し、睡眠薬の使用を検討します。短期間であったり時々のことであれば、受診しなくてもよいでしょう。

不眠には、「寝付けない（入眠障害）」「夜中に目が覚めてそのあと眠れない（中途覚醒）」「早朝に目が覚める（早期覚醒）」「眠れてはいるが熟睡感がない（熟眠障害）」といったものがあります。この区別は治療薬の選択にきわめて重要なので、受診する場合は正確に医師に伝える必要があります。

不眠の背景には、人が持つ約二四時間の周期（circadian rhythm: 概日《がいじつ》リズム）が崩れている場合が多いようです。海外渡航や交代制勤務で生活時間がずれた場合が典型です。概日リズムを再構築するには、①日中（特に午前中）に明るい光に当たって脳内の松果体で生成される睡眠ホルモンであるメラトニンの分泌を抑制する（夜間に放出させる）、②夕方に運動をして適度の身体疲労をもたらす、③睡眠と体温には深い関連があるので、就寝の一時間ほど前に入浴していったん体温を上げ、その後の体温低下とともに寝入る――といった方策が考えられます。

冬期に寒くて寝られず電気毛布やあんか（足温器）を用いる場合は、就寝前にいったん温度を少し上げて床についたときに暖かさを感じるようにし、床に入ったら低温にするか電源を切るようにします（就寝時に快適な温度のままにすると、夜中に暑くて目が覚めます）。夏の冷房はその反対で、就寝前に部屋を十分冷やしておき（例えば二六度）、就寝時に設定温度を上げます（例えば二八度）。寝酒は睡眠の質を下げ、また中途覚醒を来すことがあるので、不眠対策としては推奨されません。

睡眠には、脳（およびその一部ともいえる眼球）が活動しているが体は休んでいるレム（rapid eye movement: REM）期と、脳が休んでいるノンレム期に分かれ、後者はその深さによって浅い第一相から深い第四相まで四段階に区分されます（図4）。

レム期はほぼ九〇分の周期で現れるので、この睡眠周期を五回繰り返せば七時間半となります。通常は第四相の深睡眠を二〜三回繰り返した後に睡眠は少しずつ浅くなります。朝方の一〜二回の浅睡眠はおまけであり、それまでの三回の深睡眠が充足されれば四〜五回目をカットしても大きな支障はありません（起床時や日中、ちょっと眠いのですが……）。エジソンやビル・ゲイツが一日四〜五時間の睡眠で足りたというのも、この理屈で納得でき

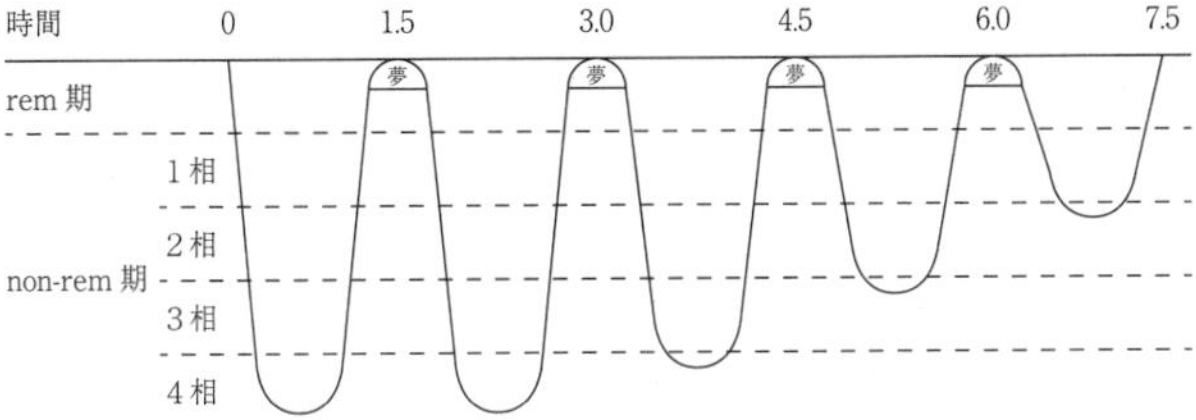

図4　睡眠の深さの変動

ます。

レム期は夢を見ている時期でもあります（朝になるとほとんどの夢の内容を忘れていますが、脳波を記録しながらレム期にさしかかるごとに被験者を起こして尋ねると、必ず夢の内容を説明することができます）。夢を見ている時間は脳は活動しているが体は休んでいるので動けません。何かに襲われて逃げなくてはならない夢を見ると、体は動かないので夢の中で苦しむことになるのです（金縛り）。

睡眠薬（眠剤）には超短時間型から長時間型までいろいろな作用時間を持つ薬剤があります。薬効がピークを迎えた後は徐々に減じていって目が覚めますが、その後も薬効は残り、覚醒してもボーッとした状態は続きます。そのため、いつどのくらい効かせるかを考えて薬剤を決めるのです。古典的なベンゾジアゼピン系薬剤には依存性が多少あるので、近年は依存性が少ない新しい薬剤（商品名でマイスリー®、ルネスタ®、ロゼレム®、ベルソムラ®、デエビゴ®など）がよく投与されます。ただし、副作用（日中の傾眠、味覚異常、悪夢など）がないわけではありません。いずれにしても、薬の使い方にはコツがあります。継続的に服用する場合は専門医の指導を仰いだ方がよいでしょう。

コラム　ベッドサイド・メモ

ベッドには入ったが明日の仕事のことが気になって眠れない、という人がいます。あれこれ段取りや課題を考えてしまうのですが、あまり真剣に考えると交感神経が興奮して本当に眠れなくなってしまうので、ちょっと考えたことや思いついたことはとりあえずベッドサイドに置いたノートかメモ用紙に書き付けるとよいでしょう。記録したので頭の中から追い出してもよく、それで安心して眠れることがあります。

夜中によいアイデアを思いついたときもベッドサイドの記録用紙に書き込みます。照明はつけず、起き上がりもしません。そのため白紙のページを表に出しておき、すぐにインクが滑らかに出る筆記具を用います。暗闇での書字なので、字が読みづらいこともありますが、思い出す手がかりにはなります。

†ストレス

ストレスとは、もともとは「外部から負荷が加わった状態」の総称で、物理的な外力による材料の歪みなども含みますが、人における事象、とりわけ心理的なひずみ状態（mental strain）を指すことが多くなっています。ストレスという概念は、ストレスの原因である「ストレス要因（ストレッサー）」とストレスに対する心身の反応である「ストレス反応」からなります。「空気の入ったボールを指で押す（ストレス要因）とボールが凹む（ストレス反応）」というイラストがよく用いられています。

仕事上のストレッサーは、高温多湿などの自然条件から上司・同僚や取引先などとの人間関係まで多岐にわたります。ストレス反応としては、発汗や動悸、腹痛・下痢など身体的なものや不安・抑鬱や怒りなどの心理的なものがあり、それに伴って起こす過食や過飲酒、隠遁や引きこもりなどの行動を含むこともあります。ストレスは悪いことばかりではなく、活力を生み出す力になる場合もあります（締め切りが設定されているからそれまでにやりきろうとする、など）。

同じストレッサーに曝露されても人によってストレス反応の大きさは異なります。ストレッサーに対する認知に個人差がありますし、また同じ人でもストレスを緩和するもの

（内的なものや環境的なもの）の状況によっても度合いは異なります。例えば、自分に実力がついてくれば「何とかなる」という気持ちに支えられてストレス反応は小さくなりますし、上司が「大変なときは手伝ってやる」と言ってくれれば安心感が持てて、やはりストレス反応は小さくて済みます。

ストレスが蓄積して抑鬱症状が生じ、それが高じて自殺することもあります。自殺件数が一九九八年に急増して年間三万人を超え、その後一〇年あまり高止まりしていたことから「自殺の防止」が声高に叫ばれました。しかし自殺した人の多くは強い抑鬱を抱えており、自殺は苦しい抑鬱から逃れる一つの解決法として選択されています。「自殺防止」という行動目標は、一番苦しい抑鬱状態で止めおくことも許容してしまうため適切ではありません。したがって目指すべきは「抑鬱の防止」でなくてはならないのです。それによって、抑鬱の前段階であるストレスへの対策に意識が向かいます。

ストレスへの対処の仕方（ストレス・コーピング）には二通りあります。一つは問題焦点型対処法（problem-focused coping）、もう一つは情動焦点型対処法（emotion-focused coping）です。前者は、ストレッサーそのものを解決しようとする直接的な方策で、現実に解決法が見出せ、それを実行できればよいのですが、難しい場合も多いものです。後者は、ストレッサーはそのままに、ストレス反応を小さくする退避的な方策で、深呼吸や運動で身体の緊張を取る、音楽を聴いて心を落ち着かせる、というものから、当面は現実を見ないことにするまで、多様なものがあります。

自殺の高止まりに対する国会での議論から始まった「ストレスチェック」については後述します。

†トラウマ（心的外傷）とフラッシュバック

生命に影響しかねない事故に巻き込まれたり、激しいいじめに遭うなど、非常に大きな恐怖をもたらす出来事によって心が傷ついてしまうことがあります。これがトラウマ（心的外傷）です。原因がなくなり時間がたつとその傷は徐々に浅くなっていきますが、消えはしません。誘因になった人や状況が現れると、以前の体験がよみがえって心に当時とよく似た反応が現れます。これがフラッシュバックです。

フラッシュバックを起こすと、大声を上げて払拭しようとしたり、恐怖に怯えて泣き出したりします。本人もフラッシュバックだと気がつかないままボーッとして仕事が手につかなかったり、反対にずっと緊張状態（イライラ、不穏、不眠など）が続いたりすることもあります。このフラッシュバックが持続するものを「心的外傷後ストレス症（post-traumatic stress disorder: PTSD）と言います。こうなると専門医への受診が必要になります。

治療としては、抗鬱薬や認知行動療法が用いられます。もちろん、トラウマの原因となった状況を変えたり、そのような状況に近づかないことが第一です。

†過食と拒食

食欲を決めるのは、第一に胃内の食物量、第二に血糖値（および遊離脂肪酸値）です。胃が空っぽになったり血糖値が下がれば空腹感が出現し、胃が食物で一杯になったり血糖値が十分上がれば満腹感が出てきます。

しかし、それだけではなく、心理的なものも脳内の食欲中枢に影響します。嬉しいことがあると一般に食欲は亢進します。反対に、イライラしたり心配ごとがあったりしたときは、それを食欲に転嫁してばくばく食べる（やけ食い？）タイプと、同じ状況下でも逆に食欲にブレーキがかかって食べられなくなるタイプがあります。多くは一時的です。内因性鬱病まで行くとほとんどの人が食思《しょくし》不振になります。

そのほか、自制を失って過剰なまでに食べてはその代償として吐く、ということを繰り返す（過食症）、反対に客観的には太ってもいないのに「見苦しいから痩せなくては」（肥満恐怖）と必要以上にダイエットする（拒食症）人がいます（それらを包括して「摂食症［旧・摂食障害］」と言います）。精神的な不調では食行動は多様です。

「水を飲んでも太る」という人もいますが、水をガブガブ飲んでも、飲水後しばらく体重が増えるだけで、心臓や腎臓の機能が低下していなければ数時間以内に尿として排泄されて体重は元に戻ります。本当に体重が増えたのであれば、水だけを摂取したのではありません（加糖飲料の飲用か隠れ食い）。

したがって食欲の多寡だけでは体調の良し悪しを診断できません。食欲がいつもと違うか、体重の著しい増減があるかが重要です。一般に就職すると（特にデスクワークでは）身体活動量が減り、食べる量がそれまでと同じでも体重が増えます。結婚で食べる量が増える人もいます（俗にいう「幸せ太り」）。禁煙して食欲が亢進する人も多くいます（二〜三キロの増加は正常な反応）。そのあたりの個人的事情も十分聞き取る必要があります。

†解離

本来一つにまとまっている自分の意識が複数に分かれてしまい、複数の意識の間を一方向あるいは双方向に移行する状態を解離《かいり》と言います。一人に二つの人物像（identity）が交代して現れる「二重人格」はその一つです。離れた方の意識に身体制御機能が残ると、心と体が分離した状態（「離人症」）になります。ある時間帯の記憶が飛ぶ「健忘《けんぼう》」も解離の一つと言えます（解離した他方を認識することができません）。解離は非常に辛い体験から心を守る仕組み（パーソナリティの歪み）の一つなのかもしれません。

†身体化

身体化は、心の変調なのに身体の症状として表れることです。身体のいろいろな部分の痛み、胃腸の症状、脱力や平衡障害といった神経症状などが出ます。丁寧に診察・検査してもその症状を説明する身体の異常は見つかりません（だからといって「身体に病変がない」とは言い切れませんが）。「心」は「脳の作用」ですから、心の病が内臓をつかさどる神経や痛みを感ずる神経に影響を及ぼしても不思議はありませんが、どうしても内臓や神経自体に目が行きがちで、診断に回り道をすることが多くなります。

これらの症状は抑鬱や不安の反映のこともありますし、詐病《さびょう》（俗にいう「仮病」）のこともあります（詐病自体は病気ではありませんが、詐病しなければならない心の状態は診断しなければなりません）。その人物を総合的に捉えることが重要で、試験的に治療を行ってその効果から診断することもあります（治療的診断）。実際にはなかなか診断が難しい病態です。

†「いつもと違う」に気づく

「体調の優れない部下を無理に働かせるつもりはない」と断言していても、体調の変化を部下が自分から申告してくれるとは限りません。「本人が「大丈夫です」というから大丈夫」とも限りません。「繁忙期でみんなが頑張っているのだから」と思っても、耐容能は人によって異なり、脆弱な従業員もいます。上司が部下の体調の変化を積極的に拾い出すことが必要です。それを怠ったために部下が自殺した例があります（オタフクソース事件[*15]）。

上司は自分の部下が以前と違う状態であることに気づいたら、まずは産業医に相談してください。ラインケアです。産業医はその情報に基づいて本人と面談し、病気であると思われれば受診を勧奨します。また残業の禁止など業務負荷の軽減を要請することもあります。上司や同僚の接し方に問題があると思われれば、その対応も指導・助言します。

しかし大事なプロジェクトを抱え、締め切りに追われていると、上司もなかなか産業医に相談できず、ずるずると先延ばししているうちに重症化して、いきなり破綻する（ある日突然、職場に来れなくなる）ことも少なくありません（電通事件[*16]）。休業すると長引くし、人間関係はいったんこじれると修復が難しいものです（割れた茶碗はいくら接着剤でくっつけても元の強度と美しさは取り戻せません）。「ちょっとヘン」の段階での対応が何より大事です。

いつもと違う従業員に気づくのに、会社の保健師も大きな役割を果たします。産業医は常駐していないことも多く、会社にいても面談以外に個々の従業員と接触する機会はあまり多くありません。常駐する保健師が種々の名目（健康相談、配置薬の確認、健康啓発ポスターの貼付など）で職場に出入りすることによって多くの従業員との間にコミュニケーションが生まれ、ふだんの状況が把握できます。保健師が持つ情報は貴重です。

＊15　**オタフクソース事件**　一九九五年、高温多湿かつ経験者不足の製造現場で長時間労働を強いられ、上司に窮状を訴えたが理解が得られず、職場で自殺した事件。

＊16　**電通事件**　一九九一年、二四歳の男性が長時間労働やハラスメントが続いて疲労困憊し、異常な言動が出現するなど健康状態の悪化に気づかれながら十分な措置が取られず、自宅で自殺した事件。家族が会社を訴えて最高裁まで行きましたが、最終的には和解で決着しました。二〇一五年にも二四歳の女性が過労やハラスメントによって自殺しました（第二電通事件）。本件は刑事事件として取り扱われ、会社に対しては裁判が行われて罰金刑が科されましたが、当時の上司の部長は不起訴処分となっています。

第7章　便宜的に用いられる診断名

†鬱状態

「鬱状態」や「抑鬱状態」は病名ではありませんが、よく用いられています。内因性鬱病（大鬱病）であれば精神科医は「鬱病」と書くので、「鬱状態」「抑鬱状態」とあれば、通常は「内因性鬱病ではない（抑鬱症状を伴う他の病気）」あるいは「内因性鬱病とまでは言えない（確定診断には至らない）」と解釈します。

†不眠症、睡眠障害

本来は特定の原因がない不眠に対して用いられる病名ですが、職場に提出される診断書では、まだ不眠の原因が掴めていない段階、あるいは本当は特定の病気による不眠なのだけれども原因の部分をあえて隠しておきたい場合にもこの病名が用いられています。

†自律神経失調症

自律神経は、運動するときに心拍数を増やしたり、気温が高いときに発汗したり、悪いものを食べたとき吐き気を催したり下痢をしたりする生理的な調節作用を受け持ちます。したがって自律神経の調節機能に問題があって不合理な自律神経症状が出た場合に「自律神経失調症」という診断名を付けます。自律神経は脳の三要素（大脳、小脳、脳幹）の一つである脳幹（間脳、中脳、延髄《えんずい》など）の上端にある間脳に属する脳下垂体によってコントロールされており、欲望や感情などの大脳辺縁系の影響を強く受けるので、自律神経失調症も脳の病気の一つではあります。

しかし、精神疾患があって二次的に自律神経系の症状を伴う場合にも「自律神経失調症」という病名がしばしば用いられます。実際には統合失調症であったり、パーソナリティの問題であったりしますが、本人も見る可能性がある診断書に本来の病名を書きづらいという状況でしばしば用いられます。この病名がまだ合理的と言える精神疾患は、不安が高じて発症する「パニック症」ぐらいです。

†適応障害

最近よく使われる病名です。これも、「「自身の業務処理能力や心理特性」と「命ぜられた仕事や就業環境」とがうまく合わなかった」という状態を表している病名です。抑鬱や不安、自律神経障害（動悸、冷や汗、胃腸障害など）といった症状が出ていることが多いのですが、その背景にある病態は説明していません。メランコリー親和型をベースにした内因性鬱病であれば診断書に「鬱病」と書き、双極症や不安症など背景にはっきりした精神疾患があればその病名を記載するので、適応障害の病名を用いるのは、背景にB群・C群のパーソナリティや自閉症などの神経発達症があることが多いと思われます。

「適応障害」と書かれると職場に問題があるかのごとく思われがちですが、本人と職場がうまくマッチしていないというだけで、どちらに原因があるかはわかりません。仕事の難易度や上司の指導態度が原因になることもありますが、本人の独特の心理特性が主因である（上司や環境には問題は見出せない）場合もあります。両者とも普通だが相性がよくないだけの場合もありえます（同じ環境で育つきょうだい間にも、父母との相性に差があるでしょう）。

産業医はこの病名の背景となる出来事や心理特性をしっかり吟味しなければなりません。産業医の力量を問われる病名ではあります。ただ、環境調整（仕事のさせ方や人的環境の変更）が必要になり、その権限は会社側にあるので、会社としての対応が求められます。本人の能力不足やわがままと思われても、不適応によって仕事のパフォーマンスが落ちているのであれば、その場所に置いておくのは会社にとって得策ではありません。耐容能（適応性）の高低や成果物の大小には給与面で対応します。

†診断書の問題点

医師法は医師の存在を規定する法律ですが、医師の仕事の内容についてはほとんど何も書かれていません。第一条に「医師は、医療及び保健指導を掌ることによつて公衆衛生の向上及び増進に寄与し、もつて国民の健康な生活を確保するもの」とあり、一七条に「医師でなければ、医業をなしてはならない」とされているだけです。ここで「医業」とは「医行為を反復継続する意思をもって行うこと」を意味し、「医行為」とは「医師の医学的判断および技術をもってするのでなければ人体に危害を及ぼし、または危害を及ぼすおそれのある行為」とされています（平成一七年の医政発第〇七二六〇〇五号　厚生労働省医政局長通知）。医師を定義するのに医師を持ち出さなくてはならないのです（再帰的な定義）。

古くヒポクラテスの時代から歴史の積み上げで決まってきたことなので、医師がなんたるものであるか、文字で表現しづらいのです。逆に言えば、患者の健康を守るためで患者が同意さえすれば何をしてもよいことになります（自ずと制限はありますが）。人の体にメスを入れることだって、刑法上の違法性（傷害罪）が阻却《そきやく》されます。

その中で「診断書」は（処方箋と並んで）少しだけ具体的な規定があります（あまり本質的ではないのですが）。一九条の「診察（…）をし（…）た医師は、診断書（…）の交付の求めがあった場合には（…）これを拒んではならない」、二〇条の「医師は、自ら診察しないで（…）診断書（…）を交付し（…）てはならない」です。ともあれ、診断書は書いたこと自体や書いた内容に法律上の責任を問われるとても重い文書です。裁判や調停の場にも出ます。軽々しくは書けません。記述する内容はできるだけ絞って、あとで災いにならないようにしなければならないのです。

よってあまり具体的に、あるいは詳細には書けません。職場に提出される診断書には病名のほか最小限の休業見込み（半年はかかると思われてもせいぜい一～二カ月単位でしか記載されません）、あるいは復職時にも「復職可能」としか書かれていないことが多いものです。そのため、詳細を知りたい場合には、産業医名で診断書とは別に診療情報の提供を依頼することになります。それでも〝本当に大事なこと〟はなかなか書いてもらえません（詳細情報を会社に提供することに本人の同意が得られない、あるいは本人にも説明していない機微な特性が本人に伝わってしまうことを主治医が恐れている、などの理由によります）。発症前の状況など職場にいるから手に入る情報も多くあります。だから産業医は自分で診断ができなくてはなりません。

Ⅲ

職場の制度

傷病による休暇と休職

心身の調子がくずれて出勤ができない状態になると、通常はまず「有給休暇」で対処します。有給休暇は理由の如何《いかん》を問わず自由に取得できる性質のものなので、診断書は要りません。しかし、長期化して有給休暇を使い切ってしまった場合や別の目的のために取っておく必要がある場合は、「傷病休暇」など会社が定めた特別休暇（有給）があればそれで休み、なければ「傷病欠勤」（無給）として休みます。それらの期間は就業規則で定められますが、最大でも九〇日程度でしょう。

傷病休暇・欠勤が二〜三日であれば口頭での理由説明で済みますが、数日以上に及ぶ場合にはたいてい医師による診断書の提出が必要になります。会社が規定した日数を超えると「傷病休職」に入ります。このときは必ず診断書が必要です。

診断・治療に当たる医師（主治医）としては、内因性鬱病など長期療養を要する病気でも長期の確実な見通しは立てにくいので、診断書は一カ月かせいぜい二カ月先までの分しか書けません。診断書上の「〇月〇日までの療養を要する」の日付部分は「とりあえず」であって不確実です。傷病による休暇や休職が延びたときに会社は診断書の追加発行を求めることが多いのですが、診断書の発行には通常五〇〇〇円程度の文書料が必要になるので、わずかな延長の場合は診断書の追加発行を求めるのではなく、産業医の意見書で対応するのがよいでしょう。産業医も医師なので、本人をしっかり診ていれば意見書も十分有効です（ただし本人を診ないで診断に関わる文書を出すことは違法となります）。

有給休暇はもちろん、傷病休暇の制度がある場合は、それも従業員の〝権利〟に位置づけられていますが、「休職」は会社が〝命ずる〟ものとされています。急に発症することも多いため、傷病休暇・欠勤およびそれに続く傷病休職は主治医の診断書だけで手続きが行われることが多く、産業医は事後に報告を受けることが多くなります。稀には、産業医と面談を重ね、産業医の助言で専門医を受診し、傷病休暇・欠勤を経て休職に至るなど、休業の最初から産業医が関わる場合もあります。

傷病休職の期間中の給与の有無は会社によって異なります。公務員や独立行政法人では一定期間は（全額ではありませんが）給与が支給されます。民間企業の一部にもそうしているところがありますが、多くは休職期間中は無給にしています。いずれの場合も四日以上休んで給与が切れた後は、一つの傷病に対して最長一年半、健保組合／共済組合から傷病手当金の支給を受けることができます（健康保険法九九条）。それに伴い、休職期間も一年半にしているところが多いかと思いますが、会社によって、あるいは勤務年数によって、長短があります。

傷病により働けないということは、雇用契約上は「債務の不履行」になります。民法では債務が履行されない場合はその契約は解除できます。しかし、従業員は生身の人間です。長い勤務生活の間には病気や怪我をすることもあるでしょう、ということで、休んだからすぐに解雇ということにはならず、一定期間は仕事ができなくても従業員という地位は保障されます。すなわち休職は「解雇の猶予」という位置づけです。猶予なので期限があり、猶予期間が終わる時に復職できる状況にないと本当の解雇（普通解雇）になります。休職はいずれ復職することが前提であり、復職を支援する仕組み（復職支援プログラム）が多くの会社で作られています。

休職は正規雇用者の制度であり（しかも義務ではなく任意）、非正規雇用者にはそのような制度はありません。もともと時限的な雇用のための契約形態なので、長期に休む場合は、労災でない限り雇い止め（有期雇用契約の更新をしないこと）か解雇になってしまいます。

コラム　**有給休暇**

従業員は好きなときに有給休暇を取得できます（時季指定権）。そのため、退職前に未消化の有給休暇をまとめて（最大四〇日）取る人もいますが、役所のように年度末定年制になっている場合、辞める前に一斉に有給休暇を取られると業務に支障が出ることもあります。会社側は、従業員が申し出た日程では業務に不都合が生じる場合に日程の変更を求めることができます（時季変更権）。しかし、退職直前だと時季変更の余地もありません。有給休暇取得は法律で保障されてはいますが、まとめ取りは同僚の不興を買うことも多いので、早い時期から相談をして業務対応が可能なようにしておきます。また、会社によってはやむを得ず残ってしまった有給休暇を金銭で買い取ってくれるところもあるようなので（通常は買い取り禁止）、それを利用するなどして平和裏に退職したいものです。

†療養

療養は、入院する場合も自宅で行う場合もあります。単身赴任者や未婚者では、家族がいるところに戻って療養することもよくあります。療養と言ってもずっと安静にしているという意味ではありません。計画的に外出して体力をつけたり気分転換を図ったりすることもあります。このあたりは主治医が主導します。

病気休職中は療養に専念します。会社か健保組合が給与相当分を保障しているので、休職期間中は真摯に療養に向き合う必要があり、良識に反することをすると服務規律違反として処分を受けることがあります（マガジンハウス事件[*17]）。

療養中、会社からは窓口になる人（上司や人事担当者が多い）が本人か家族に時折連絡を取って療養・回復状態を聞き取ります（産業医が定期面談を行う会社もあります）。そして、適切な時期に「休職中には身分や配置先の変更、その他の待遇の変更は行われない」ことを伝え、安心して療養に専念してもらうようにします。なお、会社からの伝達に会社の連絡網（社用メール等）を用いると業務上の種々の連絡が届いてしまって療養の妨げになることが多いことから、電子メールを使う場合でも業務用以外のアドレスを使うようにします。

＊17　**マガジンハウス事件**　出版社のカメラマンが、会社が命じた配置転換を拒否し、鬱病を理由に休職している間にブログやメールで会社を激しく批判する活動を行ったり、旧職場に出勤して出勤簿に自分の名前を書き加えたり、所属する労働組合の役員選挙に立候補するなどしたために解雇され、提訴した事件。地裁判決（二〇〇八年）で、前記活動は療養の趣旨に反するとして解雇は有効とされました。

†復職の申請

休職は「解雇の猶予」なので、休職事由が消滅したら（傷病が治ったら）復職が命ぜられます。一定期間を経ても休職事由が消滅しない場合（「病状固定」などと表現されます）、これ以上は猶予できないということで解雇されます（労働災害の場合は別扱い）。その中間、すなわち、改善はしたがまだ症状や機能低下が残っている場合、あるいはいったん治癒はしたが再発の可能性が大きいという場合、復職是非の判断が難しくなります。

会社としては、復職したら以前のようにフルに仕事をすることを求めます。「半日しか働けない」「軽い仕事しかできない」では「債務の本旨に従った（民法四一五条）労務の提供」にならないので、もともとの雇用契約が満たされません。一時的（せいぜい三カ月）であれば「復職支援」として業務負荷の減免も可能ですが、それ以上に続くことが見込まれる場合は、雇用契約の範囲内で配置先や業務内容を見直し、雇用が維持されるように努力しなければなりません（片山組事件[*18]）。それも困難であれば、障碍者雇用あるいは短時間雇用として契約を結び直します。ただし、いずれも正規雇用ではなくなって待遇が大きく低下することが多く、課題は残ります。雇用契約変更も受け入れられなければ、雇用を断念することになります（体調が十分回復したら改めて雇用する、という道もありえます）。

休職期間が切れると解雇されるので、本人の焦りや家族の叱咤《しった》、経済的な理由から、病状が十分に回復していないのに復職を申請してくるという事例が少なからずあります。主治医も、少々早いと思っても本人や家族の意向を汲んで「時間や業務量の制限など十分な配慮がなされれば」という条件を付けて復職を認める診断書を書いたり、「仕事をしながら病気を治していけばよいでしょう」などと言ったりしますが、復職はあくまでも（復職直後のごく短い配慮期間を除いて）雇用時に結んだ雇用契約の条件（所定時間・所定内容の労働）が満たされることが条件です。職場は病気のリハビリをする場ではありません。

したがって復職の申請があった場合には十分な吟味が必要です。就業は心身の負担も大きく、再発・再燃するリスクを伴います。その懸念が大きいのに復職させて病状が悪化すれば、会社や産業医の責任も問われます。この復職可否の判断（回復の状況や再発可能性の判断）と復職後に講ずる措置は、産業医の業務の中でももっとも高度なもので、やりがいを感ずるところでもあります。

＊18　**片山組事件**　工事の現場監督をしていた建設会社の従業員が甲状腺疾患のために現場監督業務ができないと申し出たことに対して、会社は現場作業ができないことを理由に治療目的で休業させ、復帰まで賃金を不支給としたため提訴。最高裁判決（一九九八年）では、疾病により命ぜられた業務に従事できないとしても、その従業員の能力や会社の実情（業種・規模や就業規則）から「配置可能性がある他の業務への就労が可能」でかつそれを「本人が申し出ている」のであれば、本来の労働力の提供があるとされました。

†産業医の復職面談

主治医による「復職可能」という診断書が会社に提出されたときから、復職手続きの実質が始まります。その診断書を受けて、産業医が復職可否を判断するための面談を行います。産業医が復職面談で確認する復職の要件は以下の三点です。①主要な症候（自覚症状と診察・検査所見）の消失または十分な軽快、②体力と気力の充実、そして③再発防止策の実施――です。

症状は本人から聞き取り、主治医の診察や臨床検査の所見が入手できればそれで確認します。①後遺障害があるかどうか、②あるとすれば業務の遂行にどの程度影響するか、③影響するとすればどのような措置が必要か――を産業医は考えます。

体力や気力の充実は、「元気」で「やる気満々」かどうかということです。「食事や睡眠が規則正しく取れているか」から始まり、「従来やっていた程度の生活活動（家事、散歩、趣味など）ができているか」「面接時の身だしなみが整っているか（整容）」、さらには「何かの行動を能動的・積極的に計画を立てて実行しているか」などで判断します。未実行であれば、実行を促します。行動として、散歩や読書のほか、料理や掃除、工作などを推奨しています（家族が喜びます）。

実施状況を自身も産業医も確認するために、簡単な日記あるいは行動記録表（A4用紙一枚で一週間分）をつけてもらいます。何時から何時まで何をしたかを本人に記入してもらうのです。一日分の右端にはその日の課題を箇条書きにし、実践できたら○をつけてもらいます。「○」だけでよく、「×」はつけません。遅れて実施しても○をつけられるようにしておきます。とてもよくできたら「◎」や「ハナマル」や「ニコニコマーク」をつけてもよいでしょう。やれたことを確認して前向きの気持ちになるためです。

日記や行動記録表は原則として手書きしてもらいます。書かれた文字が体調や気分を反映することも多いからです。パソコンやスマートフォンを使ってもよいのですが、一つ一つの行動を振り返りながら記録するため、コピー・ペーストはせずに打ち込んでもらいます。

再発を防げるかどうかは就労の再開に当たってきわめて重要なことですが、正直、やってみないとわかりません。わからないと言っていては話が進まないので、傷病の性質のほか、再発防止のための手だてを十分に取ったかどうか（手続き的正義）で判断します。再発防止の手段として近年注目されているのが後述する「リワーク・プログラム」です。これは一種の「就労リハビリ」です。

産業医が本人の言動を入念に観察した結果、復職して従前の仕事ができるほどに回復し、やる気も十分にあって積極的な活動ができるほど体力もつき、再発防止のための策が取られていれば、復職できそうだと判断します。不足することは本人に指示・助言します。復職の見込みが立てば、職場にも受入態勢を整えるよう伝えます。

初回の復職面談で出した指示が達成されそうな時期に二度目の面談を行い、復職可否に関する産業医としての最終判断を行います。ただし産業医の職権は「勧告」止まりで、最終決定権限は会社にあります。本人が課題をこなして十分に復職できそうな状態であれば、上司や人事と受入態勢や職場としての配慮について打ち合わせをします。この三者（上司、人事、産業医）の協議（就業管理のトライアングル）は復職の成否を決める重要なプロセスです。記録も残しておきます。

症状がまだ残っている、あるいは症状は軽快しているが再発防止策がまったく講じられていない、などすぐには復職できないようであれば、休職の延長となります。そして、復職の準備が整った時点であらためて産業医面談を行います。

就業が全うできるかどうかを見極めるところが産業医の力量を問われるポイントの一つです。主治医は、回復が十分とは言えなくても、本人や家族から強く希望されたり、復職に必要な健康の水準（雇用契約で定めた所定の勤務が十分にできる）を理解していなかったりするために、「半日ぐらい働いてじっくり治していきましょう」と言いながら復職可能の診断書を書くことも多いため、本当に債務の本旨に従った就労（すなわち正規従業員としての標準的な労働）ができるかどうか、産業医は見極めなくてはなりません。

問題は休職の期限が迫っている場合です。まだ完調ではないのに（本人あるいは家族が）復職を強く求めてきます。「健康を考えると無理はしたくないが、事情もわかる」というときに、「回復が明らかで、あと数カ月以内に復職に必要な健康水準に達することが十分に見込まれる場合は、休職を延長できる」「いったん退職しても、十分に回復したら再雇用ができる」「正規職としての復職ができるまで非正規雇用（短時間勤務や就業日限定）でつなげることができる」といった制度や運用があるととても助かります。

後遺障害を呈しやすい疾患として脳卒中や心不全、慢性疲労症候群、線維筋痛症、そして鬱病その他の精神疾患があります。後遺障害を持ちながらも就業することを推進（両立支援）していくためにも、労働時間の選択制や職務の再定義など雇用契約の多様性・柔軟性がほしいところです。

†試し出勤

復職の是非を判断するに当たって「出社して所定の時間だけ在社するだけの気力や体力があるか」「職場環境の中で症状が再燃しないか」を確認するために「試し出勤（試験出社）」という制度を設けている会社もあります。まだ休職中なので、無給です（傷病手当金は継続）。出勤して何をするかを会社が命ずることはできません。読書や資格試験の勉強、自分のための資料づくりなど、自己の裁量で決めます（産業医や外部ＥＡＰが助言することはあります）。在社中や出勤途中に事故に遭っても労働災害や通勤災害（労災保険の適用）にはなりません。

これでは業務遂行の可否の判断が難しいので、会社が業務を命ずることができるよう臨時雇用（非正規雇用）の形（日給や時間給を支払う）にすることはできます。出勤のための交通費も通常の通勤手当とは別枠で支給できます。これだと労災が適用されますが、傷病手当金は打ち切られます。この制度は便利なのですが、臨時雇用がそのまま長期に継続したり復職以外の場面で適用されたりするなどして、本来の雇用契約が宙ぶらりんになるおそれもあり、制度の導入に当たっては、労使双方や労働法の専門家も交えてよく吟味する必要があるかと思います。

なお、復職した後の一定期間、就業時間を短縮したり業務量を減らしたりして徐々に仕事に慣れさせる措置は、「復職支援プログラム（の一部）」や「リハビリ出勤」などと称されています。これは「労使間で合意された一時的な労働契約内容の変更」と解釈されています。ただし、給与面では実働分だけの支払いとなります。

無給での仮想出勤や正規雇用を中断しての非正規雇用は、法的になかなか難しい面があるので、近年は会社に行ってテストするのではなく、評価や訓練のために用意された後述のリワーク・プログラムを用いることが多くなっています。休職中に元気になったからといってアルバイトに精を出す（他の会社に雇用されるか自ら事業を行って報酬を得る）ことは（復職準備の一環として位置づけられていない限り）一般的には認められません。

†リワーク・プログラム

「リワーク」はおそらく和製英語で、"return-to-work"の略だとされます（「rework」という英単語自体は昔からあり、「作り直す、再処理する」という動詞、あるいは「作り直した物」という名詞です）。日本語の「リワーク・プログラム」は「（専門家による）職場復帰支援の制度」の意味です。一九九〇年代の後半から、精神科の病院でおもに鬱病にかかった人の復職への系統的な取組みが始まり、それが全国の医療機関に拡がっていきました。

厚生労働省も、『心の健康問題により休業した労働者の職場復帰支援の手引き』を策定してリワーク・プログラムを後押しし、また各都道府県に「障害者職業センター」を設置してセンター自ら復職の支援を実践しています。ただし、雇用保険加入事業所の勤務者が対象なので、公務員は利用できません。期間は一カ月の準備期間と三カ月一期の通所が一～二期の合計四～七カ月が基本期間となります。

近年は、病院のほかに診療所がデイケアとして、また心理職（公認心理師または臨床心理士）や福祉職（精神保健福祉士や社会福祉士）などが実務を主導することが多い民間EAP機関も、国の制度である障害者総合支援法に基づいて認定された「就労移行支援事業所」として通所型のプログラムを提供しています。このほか、企業が自社従業員向けにリワーク・プログラムを提供することも可能になっています。

医療機関や民間EAP機関のリワーク・プログラムは時間や期間は決まっているわけではありませんが、多くは半日（二～三時間）もしくは全日（五～六時間）を週二～五日、全体として三～六カ月続けるタイプが多いようです。短期のプログラムや就業しながら通うプログラムもありますが、あまり期間や時間が短いと学んだことが定着しないので、（病態にもよりますが）腰を据えて月単位で通う覚悟が必要でしょう。

費用は、公的機関である障害者職業センターでのプログラムは無料、医療機関であれば健康保険で三割負担（自立支援医療制度も使えば一割負担となって一回数百円〜一〇〇〇円程度）、民間ＥＡＰ機関であれば自由料金になりますが、就労移行支援事業所として行えば前年度の所得額に応じた自己負担額の上限が設定されており、おそらくひと月数千円程度で利用できます。ただし、いずれも交通費や途中で摂る昼食の費用は自己負担となります。

プログラムは通勤練習、模擬作業、講義受講、カウンセリング、グループワークなどからなり、軽い運動や簡単な調理を含む場合もあります。まず、リワーク施設に連日通うこと自体が通勤の練習となります。また、リワーク施設で一定の時間を過ごすことも体力の涵養《かんよう》となります。実際の仕事と同じではないものの、ボールペンの組立てや木材を使った工作、パソコンを使った集計や文書作成など、模擬的な作業も行われます。

カウンセラーによるカウンセリングを通して自分の心の癖を知り、それに対する対処法を考えます。カウンセリングには「傾聴的カウンセリング」と「治療的カウンセリング」がありますが、リワークで用いるのは主に前者です。心理カウンセラーは話を聞くトレーニングを積んでおり、話し手が問題点を整理しやすいように聞いてくれます。カウンセラーは自分を映す〝鏡〟となります。

カウンセリングをもう一歩進めて「認知行動療法」を受けることもあります。医学的な認知行動療法は医療機関内で医師の管理下に行われ、健康保険の適用もありますが、簡易な認知行動療法は医療機関外で広範囲に行われています。心が動揺する状況に直面したとき、自分がいつも陥る認知の癖（自動思考、決めつけ）が、取り得る認知の範囲の中でどのような位置にあるかを冷静かつ客観的に捉え、バランスの取れたものの見方に移行させるものです。

生じたストレスを上手に処理する「ストレス・コーピング」、伝えるべきことを恐れずしっかり伝える「アサーション」など、対人関係やコミュニケーションのスキルを訓練し（ソーシャル・スキル・トレーニング、SST）、心身の疲労からの回復を促進する「リラクゼーション」も学んでもらいます。

普及し始めた二〇〇〇年代初頭のリワーク・プログラムは頼りなかったのですが、その後指導する側の経験も蓄積し、実施体制が整えられたりプログラムの内容が質・量とも充実したりして、今ではとても頼りになる存在になりました。復職面談でリワーク・プログラムに参加した感想を聞くと、「同じような状況の人がいて安心した」「スキルが身についた」「楽しかった」「参加してよかった」など大半から肯定的な回答が寄せられます。そのため、メンタルヘルス障害で休職した全員に勧奨している会社もあります。

擬したものとはいえ、作業や集団生活の実践の中で観察された〝実態〟は、診察室の中で外見や聞き取りだけで得られる情報に比べて格段に多く、また客観的なので、医療機関や産業医としてもリワーク・プログラムのレポートを踏まえてより適切な指導・措置をすることができます。

このリワーク・プログラムは、当初は（内因性）鬱病で休職した人が主たる対象でしたが、その後不安症にも拡大されました。近年では自閉症・注意欠如症やパーソナリティ症に伴う抑鬱や不安（これらの多くは「適応障害」という病名が用いられています）にも適用されてきています。もともとの特性は治りませんが、社会における認知の仕方や対処法の訓練として有用だからです。

精神疾患にかかった人のために用意されているものですが、自己の心理の分析や対人関係スキルの修得もあって、病気になっていない人も学びたい内容です。企業内の研修にも活用できるでしょう。

コラム

労働力マーケット

現在の日本では、雇用されている者のうち約三分の一が非正規雇用です（総務省

『労働力調査』二〇二一年）。非正規雇用の本来の目的は、「短期間、短時間、あるいは不定期の、管理責任のない業務を担当してもらうため」のはずですが、実際には毎日正規雇用者なみの時間と責任で仕事をしている非正規雇用の従業員が少なくありません。

掲げた定員削減の目標を達成するため、国際競争に打ち勝つべく人件費を抑制するため、解雇に強い制限がかかっているので従業員数に弾力性を持たせるため、非正規に置き換えているように思われます。

正規雇用の従業員はいったん会社を離れると再び就職するのが難しいのでむりやり会社にしがみついている、会社も解雇制限があるので会社や同僚とそりが合わない人を我慢して抱えている……ように見えることがしばしばあります。これではお互いに不幸です。

会社（法人）はもともと経済活動のための擬制（便宜的な存在）なので、状況に応じて分割・合併して形を変え、時には消滅することもあります。人（自然人）はかけがえのないもの（絶対的な存在）であるため、経済面も精神面も守らなくてはなりません。正規雇用であっても、従業員が容易に退職・再就職でき、会社も容易に解雇・中途採用ができるよう、労働力のマーケットをもう少し活性化できないものかと思います。

†原職復帰が原則

休職は「解雇の猶予」であるとともに「就業の一時凍結」であるため、復職先は「原職（元の職場、元の地位）」が原則です。しかし、元の職場に休業の直接の原因がある場合、すなわち、ハラスメントを行った人がそのまま残っている、化学物質過敏症などで体調を崩した原因物質がそのまま取り扱われている、麻痺などの後遺障害により従来の作業が困難になった、など特段の理由があれば、配置先を変更することもあります。

部署をまたいで異動することもあり、その際は当該部署だけでは解決できないため、人事部門の関与が不可欠になります。休職中だけでなく復職後もサポート要員の手当が必要になることもあり、その面でも人事部門の関与が望まれます。

異動が必要となった場合、もともと資格に基づいた職種など業務限定で採用されたのであれば、その職種が機能する部署の範囲内で異動先を探しますが、総合職など業務限定ではなく採用されたのであれば、その職種・職階の人が配置されうる範囲の部署の中で配置先を決めることになります（片山組事件）。

欧米では、あらかじめ職務が決まっていて、その職務での就労を受け入れる会社に入社することが原則ですが、本邦の総合職の場合、職務は採用後に決まり、また領域や機能の異なる職場を渡り歩くことがよくあります。そういう状況なので、初対面の人に「お仕事は何ですか?」と尋ねるとたいてい「○○会社に勤めています」と会社名を答えます。欧米のように「経理のスペシャリストです」「もっぱら人材の育成をやっています」という答を聞くことは稀です。日本企業での雇用は職務限定の「ジョブ型」ではなく、まず会社ありきの「メンバーシップ型」の雇用なのです。

病気に罹患したことにより負荷の軽い仕事につかせたい場合がままありますが、近年は単純な業務は本体から切り離して分社化・外注化することが多く、社内に適当な配置先が見つからない場合も少なくありません。その場合は(債務の本旨に従った労務の提供ができないとして)解雇もやむを得ないことになりますが、系列会社や取引先などと協議して無理なく受け入れられる会社があれば、そこに転籍してもらうことも考えられます(くれぐれも自社の優位性を楯に圧力をかけることのないよう……)。

†復職後の支援

リワーク・プログラムで訓練を受けてきた場合でも、やはり実際の業務は真剣度や責任が異なります。いきなりフルタイムで目一杯の仕事をすることは困難です。病気がなくても、長い休暇の後に通常の仕事に戻ると調子が出なかったり疲れがどっと出たりした経験を持つ人は多いでしょう。病気休職の後の復職であればなおさらです。復職当初は時間を短縮したり業務量を減らしたりして、徐々に本来の姿に戻していきます。これも復職支援の一環です。

その期間は一般に三カ月以内ですが、疾患によってはもう少し延ばすこともあります。しかし雇用契約を満たす必要もあり、延々と続けるわけにはいきません。時間短縮して半日勤務や六時間勤務になった場合は、産業医の提案とはいえ、給料はその分カットされるのが普通です。したがって、回復の見通しを立て、迅速かつ円滑に本来の就労に戻すことは産業医の重要な役割であり、能力が試されるところでもあります。

復職後の支援期間中、上司や人事部門は職務への適合性を確認しますが、産業医も定期的に面談して体調や就業状態を診ます。順調に就業できていれば時間短縮や業務制限の緩和や終了を勧告していきます。しかし、後遺障害のためにどうしても以前のように働けない人もおり、その場合は（時短や業務制限を延々と続けるわけにはいかないので）再休職して体調の回復を図ることもあります。それでも継続的な就業ができるだけの回復が得られないこともあり、その場合は雇用形態の変更や転職などを考えることになります。

コラム　非正規は割高のはず

非正規雇用の従業員は、同程度の仕事を行う正規雇用の従業員に比べて一般に給与が低く設定されています。非正規従業員は、臨時、短期、不定期など労働力の需要の変動に柔軟に対応するための調整弁であることが多いので、本来は給与が割高でなければならないはずです。しかし現実は逆になっています。同一労働同一賃金ということになってはいますが、業務の範囲や責任の大きさの違いなどを理由にかなり低く抑えられているのが現状です。

非正規者の給与が正規者のそれより割高になっているのは、弁護士や医師など国家によって供給が制限されているもの、プロスポーツ選手や高名な芸術家など特別な才能を有する者に限られます。雇用契約だと「五年ルール（有期契約が通算五年を超えると、労働者の申込みによって無期契約に転換できる）」があるため、雇用契約ではなく個人事業主として業務委託契約を結ぶ形にすることもあります。このあたりも需要と供給の力関係が支配していますので、厚生労働省では会社への従属性の高い個人事業者（一人親方、ギグワーカーなど）を労働者として取り扱う方向で検討が進んでいます。

第9章　労働安全衛生推進のしかけ

†労働者の保護

日本では明治末期の一九一一年に「工場法」という法律が制定され、後に『女工哀史』（細井和喜蔵、一九二五年）や『あゝ野麦峠』（山本茂実、一九六八年）で知られる工場や鉱山の過酷な職場環境や労働状況から工員を守る仕組みが発展してきました。働く人にとってふつう一日の三分の一以上を占める就労は心身や生活に大きな影響を与え、きわめて重要です。単に安全で衛生的というだけでなく、近年は「快適性」も求められるようになっています。

この安全衛生を推進する手段として、三つのアプローチがあります。義務を示して強制する法令、基準を示して認証する国際規格、自主的活動を促して顕彰する健康経営です。

†法令

工場法は太平洋戦争後に労働基準法となり、そこから派生する形で安衛法ができました。この法律が根幹になりますが、もともとの労働基準法やそこから派生した労働契約法も基幹の法律です。また別系統の健康保険法、医療法、医師法、さらには民法なども関係してきます。近年では個人情報保護に関する諸法も重要になりました。

法律本体だけでなく、法律の委任を受けて内閣として制定する政令（「〇〇法施行令」という名称が多い）や各府省で決める府省令（「〇〇法施行規則」という名称が多い）で具体的に規定された事項も、委任によって法律と同じ効力を持ちます。

これらの法令によって、「常時雇用する従業員が五〇人以上いる会社は（常勤でなくてもよいので）産業医を配置しなさい」「従業員数が一〇〇〇人（有害業務がある職場では五〇〇人）以上になると専属の（他の事業場を兼ねない）産業医が要ります」「三〇〇〇人を超えると（ここだけなぜか「以上」ではなく「超える」となっている）専属産業医が二名必要です」といった体制、「産業医には健康診断、職場巡視、面接指導、調査等を通して労働衛生の三管理をさせなさい」といった業務を規定しています。

法令には「〜しなければならない」という書き方が多く、強制力があります。ときおり

「〜するものとする」や「〜するよう努めるものとする」というややトーンを落とした書き方の条文もありますが、それなりの圧力は与えます。安衛法の最後の方に罰則の章があって、法令に違反した場合は懲役や罰金刑に処することができると記載されています。

労働基準監督署（労基署）にいる労働基準監督官がときどき会社に来て立入調査を行い、「是正勧告」や「指導」をしていきます。労働基準監督官は、刑事訴訟法に規定する特別司法警察員として逮捕権をもっているので、悪質な違反の場合、関係者らを逮捕することができます。実際に、建築工事中の墜落死亡事故を引き起こした工事業者、労災を隠蔽した建築元請け業者、パートタイム労働者に違法な長時間労働を強いた業者など、稀ならず逮捕・送検事例が発生しているのです。なお、逮捕権を持っているのは、警察官や検察官、労働基準監督官のほかに、麻薬取締官、海上保安官、自衛隊の警務官で、旧内務省系の役所に見られます。

法令の体系には、府省令の下に、「告示・指針」や「通知・通達」があります。「告示・指針」は行政上の行為を行うときの基準を示すものが多いようです。労働法関係では、「有期労働契約の締結、更新及び雇止めに関する基準」や「労働安全衛生マネジメントシステムに関する指針」「有機溶剤中毒予防規則第十五条の二第二項ただし書の規定に基づく厚生労働大臣が定める濃度」といったものがあります。

「通知・通達」は、行政上の行為を行うときの関係機関へのお知らせや連絡（上位機関から下位機関への指示）の文書で、文言の解釈や運用の手順など具体的な事柄になります。例えば、一般定期健康診断の対象となる「常時使用する労働者」の「常時」とは、「（フルタイムの労働者のほか）短時間労働者（パートタイマー）のうち一週間の労働時間が当該職場の同種業務に従事する通常の労働者の一週間の所定労働時間数の四分の三以上の者」（平成一九年一〇月一日基発第一〇〇一〇一六号通達）といった基準などです。

通達は「法令」には含まれない行政機関内の連絡文書なのですが、中央官庁からその出先機関長や各都道府県知事宛に出され、それらから所管する会社や学校宛に文書が出されるので、実質的に拘束力を持ちます（令和二年五月四日閣副第五一八号「新型コロナウイルス感染症対策に関する新型インフルエンザ等緊急事態措置の実施等について」など）。具体的な数値や運用方法が書かれているので、実務上は最も参照しなければならない文書です。しかし、通知・通達は件数が多く、しばしば改正され、文書名も具体的なものだったり包括的なものであったりし、文書内容も積極的にはアナウンスされません。そのため、知らない間に通達で具体的ルールが決まっていたり（通達行政）、法令検索システム（e-Gov）を使っても法令根拠がうまく拾い出せなかったりします。

†ISO45001

「ISO45001」は、品質の「ISO9001」や環境の「ISO14001」と並ぶ国際標準化機構（ISO）による労働安全衛生マネジメント・システム（occupational health and safety management system）の国際規格で、二〇一八年に発行されました。それまでの労働安全衛生マネジメント・システムであるOHSAS18001（二〇〇七年）から移行したものです。

体制、方針、目標・計画、実施、評価、改善、監査といった要素から成り、細かい規定があります。体制として、「トップのコミットメント」と「労働者の参加」が重要です。「目標・計画」「実施」「評価」「改善」の部分は、いわゆる「Plan–Do–Check–Act（PDCA）」の循環です。

いくつかの第三者認証機関が適合性の審査・認証業務を行っており、二〇二二年四月時点で二二六事業所（会社の中の一事業所だけの場合も含みます）が認証されています。認証の有効期間は三年で、期限までに更新しなければ自動的に非適合となります。

政府の外郭団体である中央労働災害防止協会が出している資料『ISO45001／JISQ45100認証の手引き』には図5のような認証更新回数と労働災害の頻度との

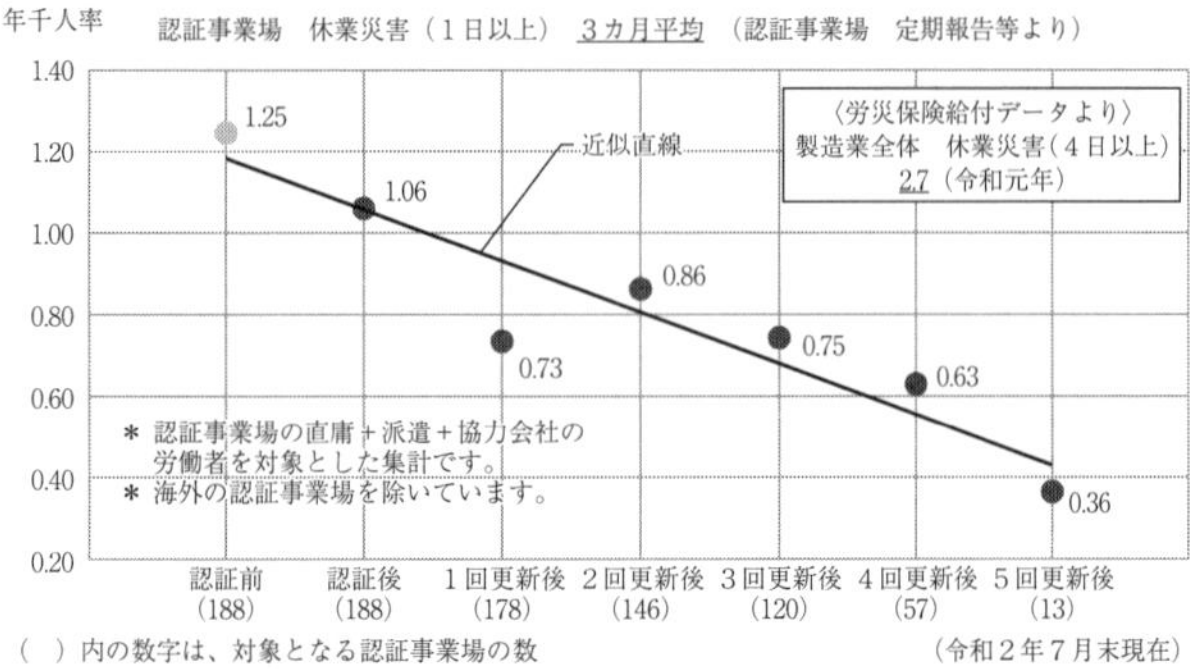

図５　ISO45001／JIS　Q45100の認証回数と労働災害の発生との関係
（出典：『ISO45001/JIS Q 45100 認証の手引き』）

関連が示されています。更新回数が多いほど労災が少ないことはわかるのですが、「更新すれば労災が減る」（直接の因果関係）という意味ではありません。認証を維持するためにはかなりの努力が必要なので、「安全衛生施策に力を入れている企業ほど認証も繰り返され、労災も少ない」（どちらも結果）の可能性が高いのです。

†健康経営

世間で「健康経営」と言っているものには、「従業員の健康を意識した経営」という一般的な概念のほかに、資格あるいはブランドとしての健康経営の二種類があります。後者には業種代表的な色彩が強い「健康経営銘柄」と一定の水準を満たしていれば認定される「健康経営優良法人」の二種類があります。いずれも基準を満たしていることを「証明する」というより、よい取り組みをしているので「顕彰する」という色彩が強いものです。毎年選定・認定が行われており、「〇年度認定・選定」という表現になります。

一つ目の「健康経営銘柄」は、経済産業省の健康経営度調査に回答した企業の中から経済産業省と東京証券取引所が同調査の結果に基づいて選定しています。選定基準は、①「健康経営度調査」の総合評価の順位が上位二〇パーセント以内であること、②ROE（自己資本利益率）の直近三年間平均がゼロパーセント以上または直近三年連続で下降していないこと、③重大な法令違反等がないこと――とされています。

もう少し具体的には、「健康経営の理念の確立やその社内外への宣言」「そのための組織・体制の整備（健保組合や外部専門事業者など関係機関との連携を含む）」「従業員の健康状態の把握と制度・施策の実行」「評価と改善」「法令遵守」です。評価においては、「ストラクチャー（体制）」「プロセス（過程）」「アウトカム（結果）」の三要素が登場しますが、前二者が重視されています。この二つは設定・実施の有無で評価されますが、アウトカムの評価には勤怠や健診・ストレスチェック結果、医療費のほか、種々の調査票（プレゼンティーイズム、主観的健康観や生活・仕事満足度など）も用いられます。

二〇一五年にスタートし、当初は一業種一社（三三業種中二二業種二二銘柄）でしたが、近年は同一業種から複数社が選定されており、二〇二二年度は三二業種五〇銘柄が選ばれています。

二つ目の「健康経営優良法人」は、経済産業省が主導し、経済団体、医療団体、保険者、自治体などが構成員となっている「日本健康会議」が認定しています。応募企業が著しく増えたので、二〇二二年から日本経済新聞がその事務局業務を受託しています。

認定には大企業部門と中小企業部門があり、それぞれ応募企業の中から「従業員の健康管理を経営的な視点で考え、戦略的に取り組んでいる法人」に合致する企業を選んでいます（二〇二二年度は大企業二二九九社、中小企業一万二二五五社を認定）。大企業と中小企業のそれぞれ上位五〇〇社を目処に「ホワイト500」と「ブライト500」が上乗せ認定されています。従業員の健康を守るという視点のみでなく、「ブラックでない企業」というイメージがあり、「人材確保に有利」という理由で取り組んでいる企業も少なくありません。

新井卓二氏（山野美容芸術短期大学）らによる二〇一八年の健康経営度調査票のデータを用いた研究では、認定企業では非認定企業に比べて休業率と医療費は高く、離職率は低い傾向が認められました（表1）。「積極的に健康不調を掘り起こして早期に医療を受けさせたり休ませたりした結果、離職が減った」と解釈することができるでしょう。

なお、「健康経営」という用語は「NPO法人・健康経営研究会」の登録商標です。一

	健康経営度調査票データ提供企業（474社）		P値
	認定企業（256社）	非認定企業（218社）	
休業率（年間）	1.67％	1.59％	0.454
医療費（年間一人あたり、円）	269,119	248,910	0.002
離職率（年間）	3.74％	4.24％	0.203

表１　健康経営認定有無による就業状況の違い（出典：新井卓二ほか「健康経営度調査票を用いた健康経営の研究」経済産業省次世代ヘルスケア産業協議会資料）

九九二年に米国でロバート・ローゼンが「Healthy Company」という概念を提唱し、本邦では大阪ガスの産業医をされていた岡田邦夫氏（企業における健康増進事業の先駆者でもあります）が二〇〇六年に研究会を立ち上げました。その設立趣旨は「企業は人が資本であり、人がそれぞれ持つ資質を活かせる環境づくり」です。選定の基準はありますが、ＩＳＯの認証のような基準適合性の証明というより企業の取り組みの主体性を重視しています。したがって、どういう施策をどのように進めるかは各社の自由です。

コラム　**認証ビジネス**

「認証」「認定」自体がビジネスにもなっています（認証ビジネス）。個人レベルでも様々な民間資格がありますし（心理のカウンセラーも、二〇一八年に誕生した国家資格である「公認心理師」のほか、民間資格の「臨床心理士」や「産業カウンセラー」などがあります）、社会の公器たる大学も定期的に外部評価機関（四機関あります）の評価を受けることになっていて（学校教育法一〇九条）、そのために（大学の規模や構成にもよりますが）一回数百万円以上の経費が投じられています。

第10章　健康管理の実務

一般の健康診断

安衛法で会社の従業員は会社が提供する健康診断を受けることになっています。その健康診断の代表が「一般定期健康診断（定期健診）」で、文字通り定期に（原則として年に一回）、一般的な健康に関する項目について問診と臨床検査を行うものです。三五歳と四〇歳以上の人には血液検査と心電図検査が含まれており、三五歳と四〇歳と四五歳以上の人には簡易聴力測定器を使って一〇〇〇ヘルツと四〇〇〇ヘルツの聴力を調べることになっています。また胸部X線は四〇歳以上とその前の節目年齢（二〇歳、二五歳、三〇歳、三五歳）に受けることになっています。逆に言うと三四歳以下と三六〜三九歳の人の健康診断は（特に健康上の懸念がない限り多くの検査が省略されて）ごく簡単な内容になりますが、会社の判断で検査を省略しないことにしたり、福利厚生として法定項目以外の項目（尿酸やグリコヘモグロビンなど）を追加したりすることもできます。

一般定期健康診断の費用は会社が負担します。もともとは個人の健康管理のために行うものですが、「会社は健康な従業員を使って利益を得ているのだから、健康診断の機会と費用ぐらいは提供しなさい」ということで会社が実施しています。会社が実施するといってももちろん外注です（医療機関ですら自施設の設備やスタッフは用いないことが多いのです）。

会社は健康診断を提供しなければならないのですが、従業員も健康診断の受検義務があります。受けなくても直接の罰則はありませんが、減給や配転などの不利益処分があっても文句は言えないことになっています（愛知県教育委員会事件）。会社が準備する健康診断を受けることを望まない場合は、自分で健診機関や一般の医療機関が行う健康診断を受けて、その結果を会社に提出してもよいことになっています。実際、健保組合が補助する人間ドックの結果を会社の定期健康診断に充当することは普通に行われています。

ただ、健保組合から会社に自動的に人間ドックのデータが提供されるようにはなっていません。「高齢者の医療の確保に関する法律」（旧・老人保健法）の規定（二七条四項）で、特定保健指導（メタボリック症候群を改善するための保健指導）のために会社が持っている健診データは健保組合に提供しなければならないことになっていますが、健保組合が持っている従業員の人間ドックの記録を事業者に提供する規定はないので、「人間ドックを受検した従業員の個別の同意を得て（ドック申込時に会社へのデータ提供同意欄にチェックを入れるなどして）健保組合から会社にデータが提供されるための「ルールと仕組み」を作らなければなりません。

定期健診のほかに、有害業務に従事している人（有機溶剤や放射線を取り扱う人、深夜勤務を行う人など）は着任時とその後は半年間隔で一般の健康診断（特定業務従事者健康診断）を受けることになっています。つまり、二回のうち一回は「定期健康診断」兼「特定業務従事者健康診断」となり、もう一回は単独の「特定業務従事者健康診断」となります。ただし、血液検査や胸部X線検査は一年に一回でよいので、前回検査や問診で特に問題なければ半年後の健診は問診とごく簡単な検査（血圧と検尿）のみとなります。

新規採用者は、採用日の直前か直後（前後の二〜三カ月以内）に会社負担で定期健診と同じ項目の健康診断（雇入時健康診断）を受けなくてはならないことになっています。就職活動で会社に提出した健康に関する書類（健康診断証明書など）とは別です。また長期（半年以上）にわたって海外出張する人も、渡航前と帰国後に定期健診と同じ項目を受けなくてはなりません（海外渡航者の健康診断）。日本の会社の従業員でも海外の事業所に駐在する人には日本の安衛法の効力が及ばないので、会社が独自に現地で健康診断を設定したり、一時帰国をさせて国内での健康診断を受けさせたりすることが多いようです。

†特殊健康診断

有害業務に従事している人は、前述の特定業務従事者健康診断のほかに「特殊健康診断」と称される業務ごとに固有の健康診断を受けることになっています。屋内で有機溶剤を取り扱う業務に常時従事する人は安衛法下の省令である「有機溶剤中毒予防規則（有機則）」で、発癌性を中心に特に有害性の強い化学物質を取り扱う業務に常時従事する人は「特定化学物質障害予防規則」で、粉塵を常時扱う人は別の法律である「じん肺法」（法律では「塵」という漢字が使われていません）で、それぞれ特殊健診が規定されています。同様に鉛やアスベストを取り扱う場合や高気圧下の作業を行う場合も省令に基づいてそれぞれの健康診断が用意されています。

放射線を扱う人は「放射性同位元素等の規制に関する法律」（ＲＩ法、旧・放射線障害防止法）と安衛法下の省令である「電離放射線障害防止規則（電離則）」で特殊健診が規定されています。電離則は「放射線業務に常時従事する人」が健康診断の対象ですが、ＲＩ法では「放射線使用施設に立ち入る者」が対象となっています。こういった微妙な表現のずれが会社の安全衛生担当者にストレスをもたらしているのです。

†ストレスチェック

二〇一五年一二月からストレスチェックが制度化され、五〇人以上の会社では義務、それ未満では努力義務になっているので、大半の従業員が毎年受けています。この制度は、民主党政権時代の二〇一〇年に自殺者数の高止まり(年間約三万人)を受けて当時の長妻昭厚生労働大臣が「健康診断で鬱病のスクリーニングを義務づける」と発言したのがきっかけです。ただし、自殺件数自体は二〇一〇年頃から減少し始めていて近年は二万人前後となっています。それでも世界的には人口一〇万人当たりの年間自殺者数(自殺率)は多い方です。

民主党政権下の二〇一二年に国会に提出されたものの、種々の懸念が出てストレスチェック制度導入を含む安衛法改正案はいったん廃案となりました。しかし、二〇一四年に自民党政権のもと、制度の根幹は変えず、小規模事業場では義務ではなく努力義務にしたり実施の方法や情報の取り扱いに十分な配慮をすることにして成立しました。

その配慮の一つに、ストレスチェックの「実施者」があります。健康診断の実施者は会社であり、健診結果も会社に返されます(本人にも届きます)が、ストレスチェックの実施者(責任者)は通常産業医となっており、結果も実務を請け負った業者から産業医(あるいはその代理者）が受け取り、人事や上司からは結果が見えないようになっているのです。会社は「実施者にやらせなければならない（費用を出し、必要な体制を整える）」立場となります。

ストレスチェックは、法案作成の段階で当初の「鬱病のスクリーニング」（二次予防、疾病の早期発見・早期治療）ではなく、鬱病にならない・させないために「ストレスの気づきと対処」（一次予防、疾病発症の防止）を促すものと位置づけられました。脳卒中や心筋梗塞にならないために健康診断で血圧や血中脂質を測定するのと同じ位置づけです。

通常は「ストレスチェック」と言っていますが、法令では「心理的な負担の程度を把握するための検査」と表現されています。行政指針等では、いわゆる「ストレスチェック」という測定の部分と、高得点者に対する「面接指導（面談）」を合わせて「ストレスチェック制度」と称されています。

ストレスチェックはほぼすべての会社で厚生労働省研究班が作成した五七項目からなる「職業性ストレス簡易調査票」という質問票が用いられています。これ以外も使えないことはないのですが、妥当性の検証が済んでいるなど一定の要件が求められているので、現時点では事実上この調査票に限られます。調査票は、「ストレス要因」（一七項目）「ストレス反応」（二九項目）「周囲のサポート」（九項目）の三要素からなり、最後に包括的な「満足度」（二項目）があります。

ただし、この調査票に項目を追加することは可能です。ストレス要因として「部署内で意見の食い違いがある」「他部署とうまが合わない」「職場の雰囲気は友好的である」があり、周囲のサポートして上司・同僚について「気軽に話ができる」「頼りになる」「個人的な相談に乗ってくれる」という質問項目はありますが、「怒鳴り散らす人がいる」や「ハラスメントを受けている」といった項目はありません。上司から見ても、「どう扱ってよいかわからない部下がいる」「会社上層部と部下の板挟みになっている」という実社会ではよく聞かれるストレス項目はありません。

面接指導をすると、既存の質問には十分反映されない特定の人との人間関係の影響がきわめて大きいことがわかるので、これをストレートに尋ねる項目は入れたいところです。近年注目されている「プレゼンティーイズム」（出勤はしているが、生産性が低下した状態）やワーク・エンゲージメント（いきいきと仕事に取り組んでいる心理状態）の質問票（「WHO-HPQ」や「ユトレヒト・ワーク・エンゲージメント尺度」など）を追加している会社もあります。事業場の衛生委員会（または安全衛生委員会）でしっかり議論することが必要です。

基本である五七項目の調査票の採点方法には二通りあります。各質問項目の選択肢ごとに振られた得点の単純な合計点を用いる「単純合計法」とストレスの原因や症状を分類して同類のものをまとめて再集計する「素点換算法」です。前者は得点が高いほどストレス度が高いと判断され、後者は得点が低いほどストレス度が高いと判断されます。ストレスチェックの結果を自分で判断できるようレーダーチャートが付されていますが、その表示の仕方は素点換算法です。レーダーチャートの中心部に近いほど（すなわち得点が低いほど）ストレス度が高いので、その表示に違和感を感ずる人が多いかもしれません。

面接指導の対象となる高得点者を「高ストレス者」と呼んでいますが、高ストレスの判定基準には実は根拠がありません。試験的にストレスチェックを行った会社でおおむね一割の人が高ストレスとなるように線を引いただけです。なぜそのようなアバウトな方法で許されるかというと、（1）ストレスの度合いは連続的で、高ストレスと低ストレスを分けることはもともとできないこと（身長と同じ）、（2）会社としてどう対処するかはこのストレスチェック（調査票）で決めるのではなく医師等による面談で決める——ためです。すなわち、会社としてはストレスチェックは医師等による面談の候補者を選定するための予備的なものなのです（もちろん従業員自身で認識してもらうという目的もあります）。同じことは長時間労働の面談にも言えます（会社としての対応は面談で決めるので、残業時間の基準は、月八〇時間以上にしても、六〇時間以上にしても、四五時間以上にしても構わないのです）。

感じたストレスをどのように表現するかも得点に大いに影響します。何でも控えめに申告する人と大げさに申し立てる人がいるでしょう。「高得点になると面談を受けろと言われるから全部「なし」にしておく」人や、「産業医から会社側に「配転が必要」と言わせようとして誇張ぎみに書く」人もいます。だから「高得点者」を「高ストレス者」と呼ぶのは適切ではありません。

また、ストレスの原因は仕事とは限りません。家庭・家族の問題、友人・隣人との問題もあります。しかし、調査票には仕事以外のストレス要因に関する質問項目はありません。結局、面談を行って聞き出さなくては原因や程度はわからないのです。

ストレスはその日の状況によって容易に変化します。不本意なことがいくつか重なると、ストレスの度合いは単純加算ではなく指数関数的に増大します（反対に多数のストレス源の一つが解消するだけで大いに気は楽になります）。ストレスチェックは年に一度、特定の時期にしか行いません。ストレスが多くなるであろう年度末などの繁忙期は、ストレスチェックをやっている余裕がないので行われません。だから一年を通したストレスの度合いがわからないのです。

全国二二大学が共同で行った「ストレスチェックでその後の精神疾患による休職が予測できるか」ということを調べる研究では、「休職の予測はある程度は可能だが、切れ味はあまりよくない」（五七項目中の特定の六項目の合計点で全項目を使った場合と同等以上の予測が可能で、その性能を表すＲＯＣ曲線の曲線下面積は〇・七六八）という結果でした。さらに「現在の高ストレスの判定基準では休職に対する感度が〇・三二七で、漏れが大きい」ということもわかりました。

定期健康診断、健康相談、上司による定期面談といった機会にもストレスを把握することは可能ですし、産業医や衛生管理者による職場巡視でも、働いている人の表情や動作を丁寧に見れば疲弊しているのがわかる場合があります。結局、ストレスチェックとはいうものの、ストレスや疲労を把握する機会の一つぐらいに考えておくのが適当でしょう。

ストレスチェックで「高ストレス」の判定が出ると、医師（通常は産業医）による面談が勧奨されます。しかし、産業医面談は義務ではなく、本人が会社の窓口（会社によって異なりますが、上司、人事、産業保健スタッフのいずれか）に申し出ることによって行われることになっています。申し出を受けた会社から面談医師に情報提供がなされるので、上司や人事が高ストレスの判定を受けていることを知ることになります（あくまでも就業管理のための面談なので）。申し出をしなければ面談は行われず、高得点の判定が出たことも上司や人事には知られません。

本当は産業医に相談したい、という人は少なくありません。しかし、この会社への「申し出」が面談実施の大きなハードルになっていて、高得点であっても実際に産業医面談を受ける人は数パーセントにとどまります。面談は受けたいが上司には知られたくない人を救うにはどうすればよいでしょうか。ストレスチェックと産業医面談の間に心理カウンセラーや保健師による予備的な面談を挟むのです。

この予備面談には会社への申し出は必要ありません。相談はこの予備面談である程度できますし、医療への紹介や就業上の措置のために本当に産業医面談を必要とする人には予備面談担当者から本人に会社への申し出を強く勧めることができます。産業医は最終面談者であって会社に勧告する立場なので予備面談には入れませんが、それ以外の専門家の面談は上司・人事に知られずに受けられます。これも厚生労働省の『ストレスチェック制度実施マニュアル』で認められているやり方です。

ストレスチェックでは、部署単位で集団分析をすることになっています。しかしこれがくせ者です。就業管理のためにはできるだけ小さい単位で行いたいのですが、対象者数が少なくなると誰の得点なのか推定できてしまう場合がありますし、一人が外れた回答をするとその部署の平均値が大きく動くことになります。例えば一〇〇人で一人が外れ値を出してもたかだか一パーセント程度のずれしか生じませんが、一〇人の部署であれば、一人の影響が最大一〇パーセントとなります。集団分析では二〜三パーセントレベルの議論をするので、少人数での分析は平均値や頻度の統計学的信頼性が低くて使い物になりません。いまのところ、集団分析は〝参考程度〟にとどまります。くれぐれも、部署間で「勝った、負けた」の話にならないようにしてほしいところです。

会社として行うストレスチェックはコストもかかります。私が在職していた京都大学では、民間会社が作ったシステムの使用料とカウンセラーの新規雇用で毎年一〇〇〇万円前後の費用を要しました。ストレスチェック制度の義務化で、ストレスチェックから面談・カウンセリングまでを引き受ける業者が林立しました。メタボ健診（特定健診・特定保健指導）ができたときも保健指導を引き受ける業者が雨後のタケノコのごとくできましたが、厚生労働省の施策は時にクレイジーな一点集中になるので、産業振興策（需要の創造）なのかしらんと思ってしまいます。

ストレスチェック自体は悪いものではありません。調査票も改良すべき点がないわけではありませんが、よくできています。しかし、毎年、従業員全員にやらなくてはならないものとは思えません。ストレスはもともと自覚できるものであり、わざわざ調査票で測定しなくてもわかります（調査票によって可視化・客観化する意味はあります）。その点で、受けてみないと結果がわからない健康診断とは質が異なります。

諸点を総合すると、ストレスチェックは特定の時期に一斉に行うのではなく、一年を通して〝必要な人〟に〝必要なとき〟にやればよいのです。やるときは調査票は参考程度にして、産業医や心理カウンセラーによる面談を丁寧に行うことが重要です。そうすれば、もう少し効率的にメンタルヘルス管理ができるでしょう。

余談ですが、ストレスチェックで見たストレス度は一般に年齢とともに高くなりますが、五〇代になると逆に下がることが多いようです。五〇歳代になると管理職に就くことが多く、裁量の幅が拡がる、実務は部下に任せて総括的なことを取り扱うだけになる、ということもあるでしょう。また、ストレスを強く感じない人、ストレスに耐えられる人が選択的に管理職に就いて会社に残る、ということかもしれません（因果の逆転）。

†長時間労働対応

労働時間が長くなると健康を害します。いわゆる「過労死」も国際語になりつつあります。三重大学の笹島《そうけじま》茂氏がかつて行った研究[*19]では、一日の労働時間が一〇時間程度までは心筋梗塞の発生にほとんど影響はありませんが、一一時間を超えると八時間程度に比べて心筋梗塞が二・四倍に増えるという結果でした。労働時間が一一時間というと三時間の残業をしたことになります。通勤時間にもよりますが、このあたりから睡眠時間を削る必要が出てきます。心身の疲労を回復する余裕がなくなってくるためとも考えられます。

産業医の感覚では、長時間労働そのものも問題ですが、「何か原因となる状況があった結果、長時間労働になっている」ので、長時間労働者に対して単に時間を制限するのではなく、長時間労働の背景を探る必要があります。そのため、ストレスチェックで得点が高くなった人に対して産業医面談を行うのと同じように、残業が多くなった人（原則として月に八〇時間以上）に対して、疲労の蓄積度を確認したうえで、産業医が面談することになっています。この面談も本人の申し出によって行われますが、残業が月に一〇〇時間を超えた研究開発従事者や高度プロフェッショナルでは、本人が希望しなくても行うことになっています。

長時間労働の原因となる状況には、「繁忙期で業務量が増えた」「同僚が急に休退職した」「難易度の高い仕事に取り組んでいる」「締め切りが近い」といった客観的に理解しやすい状況のほか、「顧客や上司から厳しく求められるので、慎重に作業を進めている」「不得意あるいは気乗りのしない仕事を与えられているので、時間がかかってしまう」などがあります。よって産業医面談では健康への影響を確認するとともに、長時間労働の理由を尋ねています。

長時間労働が発生しないよう、残業の上限や在社できる最終時刻を設定している会社も多くあります。しかし、扱う仕事が多いのに時間を制限されると未処理の仕事が山積します。未達を許さない雰囲気があるようでは、降りかかってきた課題はなんとか処理しなければなりません。かくして持ち帰り残業やタイムカードを定時まで押さない早朝出勤、勤務簿の修正指示などの隠れ残業が発生し、過重労働の実態がマスクされることも起きています。

事務系の仕事では、従業員のパソコンと会社のサーバーとの接続を強制的に遮断することも行われています。必要以上のことまでやっているのか仕事の効率が悪いのか、にわかには判別できませんが、合理的な仕事の仕方（時間生産性）を追求する必要があるでしょう。人員の余裕も必要と思われますが、昨今の経費節減はそれを許さないかもしれません。

一方で、研究開発の仕事や高度に専門的な業務を行う人では、「労働時間を制限してほしくない」という意見もあります。「好きなことをやっている」（研究者）、「目の前の病人を放っておけと言うのか」（医師）、「時間を気にしていたらよい仕事はできない」（創造的活動をしている人）、あるいは「未処理の仕事がたまっていく方がよほどストレス」（肩代わりする人がいない人）などです。

なお、管理職（法的には管理監督者）は経営者と一体的な存在として労働時間の概念はなく、高度プロフェッショナル制度が適用されている者は労働時間ではなく成果で評価することになっており、また試験研究職など裁量労働制を適用されている者は実働時間にかかわらずあらかじめ設定した労働時間だけ働いたとみなします。いずれの者も原則として残業手当は付きませんが（ただし深夜や休日に働いた場合は手当が支給されることになっています）、健康管理のため（だけ）に会社は勤務時間を把握することになっているのです。それを確認するための労基署の立入調査で深夜・休日勤務など裁量労働の範囲外の勤務が見つかって割増賃金を支払うことになった事例もあります（島根大学、二〇一八年）。大学教員では仕事と私的時間の区別が難しく、また主体性が重んじられていて管理されることに馴染まないので、就業時間管理が難題になっています。

＊19 Sokejima S, et al. Working hours as a risk factor for acute myocardial infarction in Japan: case-control study. BMJ. 1998; 317(7161): 775-780.

†就業の制限・禁止

結核、水痘、インフルエンザ、コレラなどを発症し、出勤すれば他者に感染させるおそれがある場合、出勤を禁じて入院治療や自宅療養を命じなくてはなりません（病者の就業禁止［安衛法六八条］）。しかし普通の風邪だと「風邪ぐらいで休むな」と出勤を命じたり許容してしまうことも少なくありません。

それでも発症者はまだ対応がしやすいのですが、未発症の濃厚接触者をどうするかの判断は難しいところです。迅速検査ができる疾患（インフルエンザや新型コロナウイルス感染症など）であれば、それが陰性であることを確認してから出勤させるのがよいでしょうが、迅速検査ができない場合は慎重策を採るしかありません。感染性のある疾患だけでなく、不安定狭心症や急性肝炎など就業が増悪因子になる疾患も休ませなければなりません（安衛則六一条）。

無症状だが健診で高度の異常が見つかった場合（血糖や血圧、肝機能の著しい異常）も就業を禁止ないし制限することがあります。どの程度の異常値でどの程度の制限を加えるかはなかなか難しい課題で、病態と業務内容を勘案して産業医が決めます。本人の働く権利と衝突することもあるので、まずは受診を勧奨して治療を受けてもらう（すでに治療中であれば強化してもらう）のが第一です。指示を聞かない場合や治療効果が出ない場合に安全配慮義務として、夜勤（交替制勤務）や残業、重労働や高ストレス業務を制限ないし禁止することもあります。

†保健指導

定期健康診断の有所見率（いわゆる異常率）は、四〇代、五〇代の人が少なからずいる会社の多くで六〇パーセント以上に達します。その多くが、血中脂質（ＬＤＬコレステロール、ＨＤＬコレステロール、中性脂肪［トリグリセリド］）や血圧、肝機能の異常です。女性では貧血も稀ではありません。たいていは異常値が出てもいきなり医療機関を受診する必要はなく、産業医か保健師による保健指導（特に食事・運動の具体的な指導や医療機関受診の重要性の説明）が適切です。安衛法にも、健診に関する諸規定の後に「医師または保健師による保健指導を行うように努めなければならない」とあります（六六条の七）。

ただ、「塩分を控えなさい」「肉より魚にしなさい」「運動しなさい」と聞き飽きたセリフを言うだけでは実効性はないので、楽しく行動を変えられる方策を考える必要があります。著者が最初に産業医を担当した名古屋市役所では、保健指導が必要な職員をできるだけ夫婦で呼び、座学に加えて調理実習も行いました。夫婦揃ってエプロン姿で調理台に向かう姿はほほえましいものでした。

しかし、嘱託の産業医は在社時間が短く、保健師は必置でないので配置していない会社も多くあります。本当は、産業医や保健師の常駐が望ましいのですが費用もかかるので、健診機関や産業医業務受託機関がそのあたりをカバーしてくれるとありがたいところです。指導実績に応じた支払いになるので、経費面でも合理的です。

†健康相談

いわゆる「保健室」的な機能です。学校では必置ですが（学校保健安全法八条）、会社では努力義務になっています（安衛法一三条の三）。安衛法の下位にある労働安全衛生規則（安衛則）にも、健康相談は産業医の職務の一つとして記載されていますが、実際には保健師が健康相談の多くを担っています。疾病の早期発見や従業員の労働実態の把握としてきわめて重要な機会です。ところが、産業医は会社と契約していて従業員とは契約関係にないので、従業員から相談を受ける構造になっていません。

そこで、産業医との委託契約に「従業員からの健康相談に応ずること」という一項を入れておくことが望まれます。もちろん、社内に診療所や医務室などの名称で医療機関が設置・届出され（検査や投薬はしなくてもよい）、産業医が社内医療機関において臨床医として機能することが契約に含まれていれば、相談（というより医療）は容易に提供できます。ただ、今度は医療機関としての縛りがかかって、産業医が動きにくくなることもあります。

産業医の相談事業として重要なのは、従業員本人とともに上司など管理者から部下の健康に関する相談を受けることです。一般の医療機関では他人のことを相談することはできません（医師法で本人を診ないで診断・治療することは禁じられています）。就業管理として部下の健康問題を相談できるのは産業医です。そういう面でも産業医の活用が望まれます。

†健康教育

健康教育には個別と集団の二通りがあります。個別の教育は健康相談や保健指導の中でよく行っています。集団の教育は社内の研修や社内報です。安全衛生委員会の中で講話として話すこともあります。本書も、京都大学の職員研修で話した内容がベースになっています。九〇分の研修時間ではとうてい説明し尽くせないので、書籍化した次第です。

研修での講義は、できるだけ具体的に話すことが必要です。単身者の食事について説明する場合を例に取ると、コンビニで買える食材で、電子レンジでの加熱で済むものを、写真や動画で実例を映しながら（あるいは実物を持ち込んで）説明するなど、とにかく身近で容易にイメージが摑みやすいものにします。

講師の話を聞くだけでは十分ではありません。そのあとにロールプレーイングやグループワーク、さらには実習を行うなど、能動的な行動があって少しずつ身についていくものです。ここでも内容ややり方に工夫が必要になります。

†在宅勤務の管理

新型コロナウイルス感染症（COVID-19）の流行を機に、事務職を中心に在宅勤務が普及してきました。それまでは情報セキュリティの点で社外に資料を持ち出すことが禁止されていましたが、仮想のネットワーク（VPN）を利用して在宅勤務を導入してみたら、多くの仕事が在宅でできることがわかったのです。

それゆえ、在宅勤務を許容するどころか在宅勤務を原則とし、それを前提に大きな社屋を引き払って小さいビルに移転もし、全員が出社したら座る場所がない！という会社も現れました。通勤の時間と費用の節約効果は大きいものです。また、首都圏にいながら関西支社の仕事をすることもできるので、単身赴任を減らすことができるかもしれません。「親の背中を見て子は育つ」という諺《ことわざ》もあり、働いているところを子どもに見せるのも教育上よいかもしれません（パソコンの前で唸っている場面だけでは見せがいがないかもしれないのですが）。リモートで会議を行っていると、ときどき小さなお子さんが画面に登場したりして思わず笑みがこぼれることがあります。

テレワーク（リモートワーク）自体は、二〇〇七年頃から総務省が主にICTの利活用という観点から検討していました。ただ、労働安全衛生面での検討は十分に行われておらず、まだ緒についたばかりです。感染対策という錦《にしき》の御旗《みはた》のもと、事実が先行してしまいましたが、課題を整理してみましょう。

第一は、「仕事に適した空間があるか」です。子どもの勉強部屋はあっても親の仕事部屋は用意されていないことが多いでしょう。リビングのソファやダイニングの食卓で仕事をしている場合も少なくありません。在宅勤務ではパソコンを使うことがほとんどですが、その時間が長いだけに、環境が整備されていないと肩こりや腰痛、眼精疲労を来しやすくなります。パソコン仕事では、「VDT（visual display terminal）作業」として作業時の姿勢および机上の照度や画面の輝度を適正化するとともに、照明や窓が画面に映り込まないように設備を配置します。また、ブルーライトに対する配慮も必要です。

自宅が〝職場〟なので、その環境整備は会社の責任になります。使用するパソコンや通信環境を会社が支給したり、環境整備費代わりに在宅勤務手当を支給したりしていますが、会社が自宅を借り上げていることになるので、本来は借料を支払い、光熱水料などの実費を負担するのがスジということになります。産業医や衛生管理者が各従業員の自宅を訪れて巡視することが事実上できないので画面越しの確認となりますが、プライバシーの面からつぶさには観察できません。結局本人任せになることが多くなってしまいます。自己管理がある程度できるよう、コラムに参考情報を掲載しておきます。

第二は、就業時間の管理です。在宅だと、思考や記述といった頭脳労働はいつでもできてしまいます。在社時のように周りの人が帰るので「そろそろ切り上げるか」ということにならず、体力が続く限り仕事をしてしまうということが起きがちです。反対に、勤務時間中なのに、料理の仕込みや子どもの送り迎えをしたりすることもできてしまいます。パソコンの動作状況をモニターすることもできますが、紙の上や頭の中での作業は遠隔では把握しづらいものです。よって時間管理が難しくなります。そういう面では裁量労働に近い状態です。パフォーマンスを評価する方法の検討が望まれるところです。

第三は、精神衛生の管理です。会いたくない人に会わなくて済む反面、一日中、誰とも会わない、喋らない、ということも起きます。リモートの会議や打合せで公式な話はしても、ちょっとした相談や雑談ができないのが難点です。このため、定期の出勤日を設けている会社も多くあります。

第四に、運動不足です。通勤の苦労がないのは助かりますが、運動量が著しく減少してしまいます。日の光をまったく浴びないのもよくありません。こういった状態では身体機能が低下してしまいます。実際、健診データを集計すると二〇二〇年以降に血中脂質などのいわゆるメタボ項目の異常率が高くなっている会社が多いのではないでしょうか。自宅周辺の散歩やユーチューブに合わせて行う室内エクササイズなどを積極的にとり入れる必要があります。

以上を踏まえると、在宅ではなく自宅からさほど遠くない共同オフィスに出勤するのがよいように思われます。すでに大都市圏では、駅ナカに電話ボックスを少し大きくしたようなミニオフィスが設置され、駅近のビルに必要な席数だけ借りられるシェアオフィスが誕生しています。その中にはミーティング用に遮音されたスペースも用意されています。自然環境に恵まれた研修施設や保養所などをオフィスに転用することも考えられます。寺社の参入があるかもしれません（精進《しょうじん》料理が提供されてダイエットにもなったりして……）。

こういうところで仕事とは無関係な新たな交友が生まれるかもしれません。近くにジムがあれば気分転換に運動もできます。もちろん会社の機密情報の漏洩《ろうえい》防止など、新たな課題は出てくるでしょう。

コラム　健診の〝異常〟

健康診断の結果表には「＊」や「H」「L」などで「異常値」や「異常所見」が示されます。しかし、異常値・異常所見は〝病気〟という意味ではありません。異常値・異常所見の決め方には三通りあります。

その第一は、病理学的な病変や臨床医学的な症候との対応で決めるもので、肝機能や腎機能、肺機能などの機能の検査、胃のX線検査や心電図などの画像診断に多く見られます。

第二は、将来の病気との関連で決めるもので、血圧や血中脂質（コレステロール）など、それ自体は病気ではないが病気の「リスク因子」として重要なものに多く見られます。現在の健康度とは直接の関係はありません。前立腺特異抗原（PSA）などの腫瘍マーカーの一部もこれに当てはまります。

第三は、健常者での分布の中で平均値からの外れぐあいを見るものです。検査業界では「基準範囲」と称されていて、一般に（分布が正規分布であったとして）上下二・五パーセントずつが外れ値で、残りの九五パーセントが基準の範囲内とされています。新しい検査項目で、まだ現在の病態や将来の病気との関連がわかっていない場合によく用いられます。分布上の立ち位置なので、異常域と病気が直結しません。

二〇一四年に人間ドック学会が前記の第三の決め方である健常者における分布範囲から得られる「基準範囲」によって正常・異常の判定をする案を発表して大騒ぎになりました。これだと正常範囲が高い方にシフトし、血圧だと「一四七／九四まで正常」ということになって、将来の循環器疾患との関連で提唱されている血圧の基準値「一四〇／九〇」より高いところまで問題がないことになってしまいます。健康診断は、現在の見た目の健康度を知るためではなく、現在は見えていない将来の病気を予防するために行うので、「基準範囲」で判定するのは適しません。

コラム

パソコン仕事の作業姿勢

パソコン作業時の基本姿勢は、①ディスプレイ（モニター）は少し見下ろす、②上腕と前腕の角度が九〇度以上、③足の裏全体が床に着く――が三原則です。

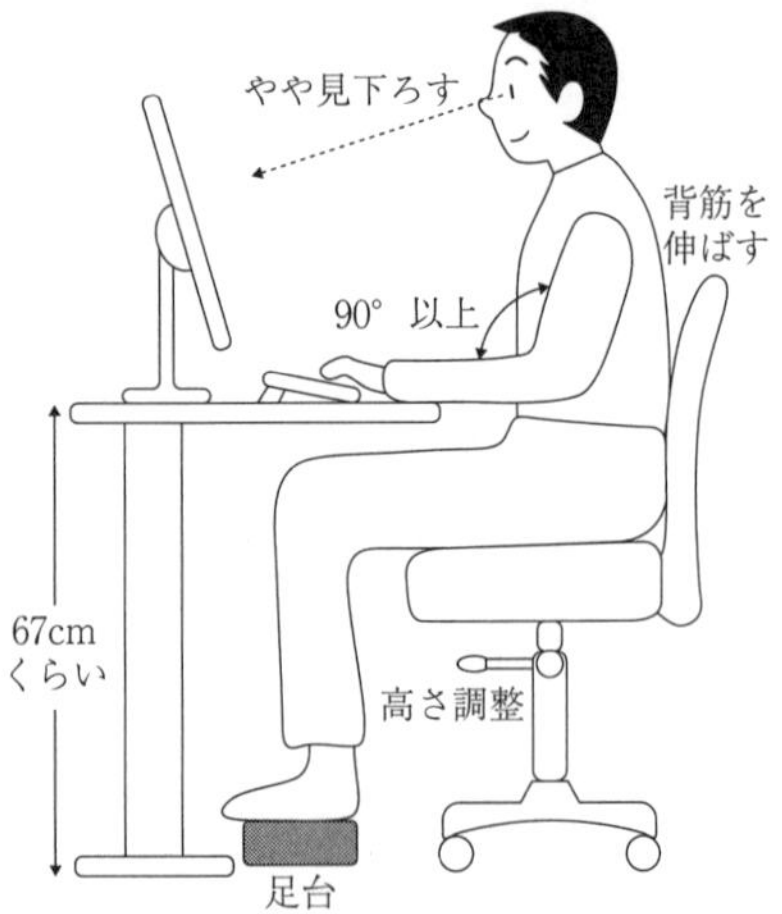

一般の事務机は高さが七〇センチですが、その上にキーボードやノートパソコンを置くと腕の位置が高くなりすぎ、肩を持ち上げる形となって肩こりを生じやすいのです。よって、パソコン作業時の机は六七センチ程度が望まれます。しかし、高さが調整できない机も多いでしょう。そのときは椅子の座面を高くします。座面を高くすると足が浮くことがありま

すが、太ももの後面を圧迫して脚の血流（静脈灌流《かんりゅう》）が妨げられ、足がむくんだり静脈内に血液が滞留して血栓ができたりする（血栓が飛ぶと肺動脈に詰まって肺梗塞を起こす）ので、足の下に高さ三〜四センチの台を置きます。

コントロールキーやファンクションキーを小指で操作するために手首に腱鞘炎《けんしょうえん》を起こした人は、キーボードの割当を変えてしまうことも一法です。著者は「Change Key」というフリーソフトを使ってコントロールキーをスペースキーの左にある「無変換」キーに移し、左親指で操作しています。またボタンが小さすぎて操作しにくい「半角／全角」キーもスペースキーの右側の「変換」キーに移して右親指で操作しています。

†ワクチンの職域接種

新型コロナウイルス感染症が流行し、ワクチンが開発され、その接種を全国民に対して一気に実施しようとしたとき、政府部内で「企業には産業医がいるじゃないか。産業医にワクチンを打たせよう」という意見が出たと言います。主導したのは健康や労働を所管する厚生労働省ではなく、企業活動を支える経済産業省でした。この点は健康経営と似ていて、役所による視点や発想の違いがよく出ています。社内においても経営層が職域接種に熱心で、現場の健康管理スタッフは（インフルエンザや海外渡航に対するワクチン接種の経験はあったとしても）トップの命令なので必死についていったといったところが実状でしょう。

産業医の職務にはワクチン接種は入っていません。もともと産業医には医行為は求められていないのです。しかし、「非常事態ゆえ、国策に協力する」というトップの意向を受けて常勤の産業医や保健師がワクチン接種事業を計画し、接種業務全体をマネージした会社も少なからずありました。実際に薬液を接種するのは（社内医療機関を含む）委託先医療機関に所属する、あるいは自社で臨時雇用した看護師でしたが、会社によっては産業医も問診の一部を分担したり、副反応のフォローをしたりしました。

一回目と二回目の接種は職域接種がかなりの部分をカバーしましたが、三回目以降は大幅に縮小され、自治体が行う接種に任せるようになりました（接種率自体も全体に低下）。今後も大規模流行のたびに総動員体制がとられるかどうかはわかりません。今後、学会や審議会等においてワクチン接種を含めた職域での対応を振り返ることが必要でしょう。

†社内での医療

会社には「医務室」や「診療所」あるいは「病院」を設置しているところもあります。「診療所」や「病院」は医療機関として必ず保健所に医療法上の届出をしています（「医務室」も、診断書の作成を含めて医療を行うのであれば、診療所の届出をしなければなりません）。新型コロナウイルス感染症のワクチン接種を会社で行う場合（職域接種）においても、診療所の開設届が（緊急だから事後でもよいので）必要とされました。「保健室」については、学校保健安全法で学校には必置になっているものの医療法の規定がないため設置に届出は必要ありませんが、医療機関としての機能は果たせません（大学の場合は大学設置基準で「医務室」を置くことになっているので、ある程度の規模があれば届出をした上で医師が医療を提供しています）。

会社が設置したものであっても、独立した医療機関として通常の診療が行われます。産業医が社内医療機関で臨床医として働く場合もありますが、立場や機能は使い分けています。社内の診療所では、医師は患者を診断・治療し、カルテの情報は（本人の同意がない状態では）診療所限りとなり、診断書は患者の要請に添って書きます。一方、産業医としては労働者の病態や臨床医が書く診断書を客観的に見て、診断や措置を会社に勧告・助言します。両者の間に葛藤が生じることがありますので、ある従業員の主治医を務めるのであればその従業員を担当する産業医にはなるべきではありません。

†健康情報の保護

医療機関では個人の健康情報を扱うのは直接医療を担当する医療職や医療事務を行う担当者に限られ、院外から問合せがあっても、法律の定めがある保健所や司法関係者か本人の同意書がある場合を除いて院外に提供されることはありませんが、会社の中では取り扱いが曖昧になりがちです。

「会社が設置した医務室なので、誰がどういう状態で利用したか教えてほしい」と言われることもありますが、設置者が誰であるかにかかわらず医療職としての守秘義務が優先するので、個別の情報は教えられません（医師は刑法で、保健師は保健師助産師看護師法で、公認心理師は公認心理師法で守秘義務が課せられています）。

しかし、健保組合（あるいは共済組合）の担当者は人事部門に所属していることが多く、健保・共済組合担当者は診療報酬請求（いわゆるレセプト）の情報に触れることができるので、そのプロセスを通して人事部門に受診情報が見えてしまうという懸念は残ります。二〇〇二年の健保組合理事長宛の厚生労働省保険局保険課長通知「健康保険組合における個人情報保護の徹底について」において個人情報保護の徹底が指示されています。

一方で、病気があるのに上司が知らなかったために繁忙期に無理をさせてしまったということも起こりえます。本人から上司に申告がなされればよいのですが、自分の不調について言いたくない人が多いのも事実です。そこで、就業管理に必要な健康情報に限り、本人の了解を得て産業医から上司（あるいは人事）に伝えます。本人の同意がなかなか得られないこともありますが、不申告による不利益を説明して説得を試みます。緊急性がある場合は、本人の了解を得ずに会社側に伝えることもできます（個人情報保護法二七条ほか）。

安衛法の改正により、二〇一九年から各会社において「健康情報取扱規程」を定めることが義務化されました。その規程で、「誰が」「どの健康情報を」「どのように（取得、使用、保管、提供など）」取り扱うかを規定します。一般的には、従業員本人か医療職（産業医、保健師）や心理職（カウンセラー）が健康診断や健康相談などで健康情報を取得し、あるいは上司が本人から連絡を受け、それらを就業管理に必要な人に提供し、それぞれが保管する、という流れになります。

健康情報取扱規程をつくる目的は、健康情報を活用して就業に伴う病気の発生や増悪を防止することです。したがって、情報の取り扱い者は、産業医や保健師、心理職、直属上司や人事部門だけでなく、（厚生労働省の雛型には掲載されていませんが）仕事上密接に関わる同僚（普遍性を持たせて、「上司が特に必要と認めた人」という表現にしておきます）も記載しておきます。また規程の初めの方に、「社内の診療所（医務室）で診療として得られた健康情報は、本規程の対象としない」（つまり、医療機関としての守秘義務が優先する）ことを明記しておきます（これも「雛型」には書かれていません）。

ある従業員が感染力の強い感染症にかかったとすると、本人は療養や感染防止のために休業するので、連絡を受けた上司が医務室や人事に連絡を入れ、産業医などが他の発症者や濃厚接触者の有無の確認と発症者が使用した器具の消毒などを関係部署に指示・依頼する、といった具合です。

健康診断で糖尿病が未治療のまま放置されて血糖値が著しく上昇していることがわかった場合、産業医は本人に受診を強く勧奨し（命令はできません）、上司には受診する時間を確保してもらうとともに、過重な労働が課されないよう（夜勤や残業の禁止などの）就業制限をかけます。逆に、上司が部下の様子がおかしいと感じたときは、速やかに産業医や保健師に連絡して指示を仰いでもらいます。

これらは就業管理に必要な情報の常識的な流れなのですが、大事なのは「就業管理に関わらない健康情報は伝えない」ということです。「コレステロール値が高かったが薬でしっかりコントロールできている」あるいは「若いころにB型肝炎を患《わずら》ったが、インターフェロン療法で現在は問題なく治癒している」というような情報は、就業管理に影響しないので伝える必要はありません。

妊娠がわかった場合も、本人は安定期に入るまで流産する可能性があって言いたくなく、一方、人事は産休・育休時の人の手当を考える必要があって早く知りたい、ということで葛藤が起きることがあります。通常はどうしようかと迷っているうちに安定期に入って本人から情報が公開されます。

また、「以前勤めていた会社で鬱病で休職したことがある」ということがわかった場合、黙っているか、伝えるとしたらどのように話すか、悩むこともあります。通常は本人と相談して決めますが、申告を望まない場合、本人に対して「会社には伝えないが、心の変調があればすぐに産業医に相談するように」と言っておきます。

†医学と法律の勉強の場

本書で紹介してきたように、職場のメンタルヘルス問題に対応するためには医学と法律の知識が欠かせません。訴訟などの懸念があれば顧問弁護士や市中の法律事務所に相談することになりますが、労働法を得意とする弁護士はさほど多くありません。また、ふだんの業務の中でちょっと気になる個別の案件ごとにいちいち弁護士に相談するのも煩雑です。やはり人事労務の担当者や産業保健の担当者が、自ら労働安全衛生に関する医学と法律の知識とスキルを持つことが必要でしょう。

そういった学際領域の勉強の場として「日本産業保健法学会」があります。まだ歴史は浅いのですが、産業医や保健師、弁護士や社会保険労務士、企業の人事労務担当者、法学研究者など約一〇〇〇人の会員を擁し、トラブルの未然防止と円満解決を目指して活発な討議と情報交換を行っています。学術大会では毎回「模擬裁判」や「事例検討」があり、困難事例を追体験できます。同学会主催の研修を受けると「産業保健法務主任者」の資格を取得することができます。また、医療と法務の世界の人々が交流し、幅広い人脈が得られることも特徴です。「学会」なのでアカデミックさはありますが、かなりプラクティカルな色彩が強い組織です。

第11章　産業医とは何か

†産業医の特性とスタンス

産業医というと「会社にいるお医者さん」というイメージがあるかもしれませんが、その役割は医療機関の医師（臨床医）とは大きく異なります。臨床医は患者もしくはその家族から依頼を受けて患者を診察し、必要に応じて臨床検査を行って病態やその原因について診断し、それらに基づいて最適と思われる治療を行います。一方、産業医は、派遣労働者を含めてふだん会社で働いている人たちを対象とし、会社から依頼を受けて健康診断の結果を判定したり、従業員に面談（法律の用語では面接指導）をしたり、職場を巡視したり、労働災害や職業性疾病について調査したりするなどして従業員の働き方やその環境、ならびに健康状態に関する情報収集を行います。その情報に基づいて従業員の傷病やその原因、就業適性について判断し、就業上の措置を検討してそれを会社に勧告・助言します（表2）。

臨床医は患者側から依頼されて成果物（診断・治療）を患者側に返しますが、産業医は会

	臨床医	産業医
依頼者	患者（時に家族）	会社
対象者	患者	従業員
還元先	患者（時に家族）	会社
目的	傷病の治癒・軽快	良好な就業
医療内容	傷病の診断、傷病の治療	傷病の診断、就業上の措置
費用負担	患者＋健保等	会社
根拠法	医師法、医療法、健康保険法など	労働安全衛生法、労働契約法、民法など

表2　臨床医と産業医の違い

社の依頼を受けて成果物を会社に返すところがもっとも異なる点です。「傷病の診断」の部分は両者共通ですが、臨床医は治療のための診断であり、産業医は就業のための診断です。そのため、産業医は発症の誘因や素因に特に注目します（再発防止策を講ずるため）。

面談時間も十分に取れ（初回は一時間程度で、医療機関の初診より一般に長い）、本人や家族だけでなく上司や同僚からも情報が得られるので、生育歴からふだんの仕事ぶりや人付き合いまで把握できることが産業医の強みです[*20]。

休職時などに会社に提出される診断書について。臨床医は患者（すなわち顧客）の意向を尊重して病名や要請事項を記述します（必ずしも希望通りに書かれるとは限りませんが）。それに対して、産業医は臨床医の書いた診断書に込められた意味（真の病態や患者の希望)を推し量ります。例えば、病名として「鬱状態」と記載されていれば、「鬱病」と書かないのはそれほど重症ではないからなのか、それとも特定の心理特性によって生じたトラブルに対する抑鬱反応だからなのか、また「適応障害」と書かれていれば、背景にあるパーソナリティ（性格）や高次脳機能（神経発達特性）に主治医はどこまで迫っているか、といったことに思いをめぐらします。

産業医は、労働災害や職業性の病気であっても治療は医療機関に委ね、産業医の立場では治療はしません（産業医と臨床医の兼務はありえます）。産業医には、治療そのものではなく治療後の職務能力の評価が重要で、評価した職務能力と本人の希望や職場の要請とのすり合わせが重要な任務になります。

産業医は「働く人の健康を守る」ために存在しています。安衛法では、産業医は「労働者の健康管理」を行うことになっていますが、実際には被用者（employees）に限らず経営者も含めて会社で働くすべての人（workers）を対象としています。特に、部下が不調になるとその上司が「自分がなんとかしなければ」とあれこれ神経を使って疲弊してしまうことが稀ではありませんし、また独特の性格傾向のために周りの人が戦々恐々としてしまうこともあるので、産業医は病んだ本人だけでなく上司・同僚もしっかり守らなくてはなりません。

産業医は「仕事に体を合わせる」のではなく、「体に仕事を合わせる」ことを考えます。「健康を守る」ことを優先しているので、病んだ人の雇用が維持されるとは限りません。心身を病んで一日に三〜四時間しか働けないのに、就業規則上、正規従業員には八時間勤務しかない場合、ごく短期間であれば復職支援プログラムを活用するなどして一時的な就労時間短縮の措置を講ずることもできますが、早晩「債務の本旨に従った労務の提供」すなわち「雇用契約で規定された就労」に戻さなくてはなりません。それが困難な場合は、短時間(パートタイム)でも雇用が可能な身分(非正規労働者)に変更することになります。育児や介護のために短時間勤務(時短)制度を設けている企業は少なくないので、これを病んだ人にも適用できるようにすることが強く望まれます(給与は実働分だけでよい)。

なお、産業医を英語で表現すれば、"occupational physician"ではなく"(corporate) medical officer"となります(physicianは患者の傷病を診療する医師)。損害保険の一種である医師賠償責任保険でも産業医の業務は保障対象になりません。産業医業務単独の保険がないので、通常の医師賠償責任保険に産業医業務の特約をつけたものに加入しています。

＊20 **主治医vs.産業医** 主治医は反復診療の上で診断していたのに産業医は少数回の面談で診断していたので、産業医の見解は信用できないと判断された裁判例(神奈川SR経営労務センター事件[第三訴訟])が

ある一方、主治医の診察は、患者本人の自己申告に基づく診断とならざるを得ないという限界があるとされた裁判例（東京電力パワーグリッド事件）もあります。なお、診断のしやすさは「診察の回数や時間」ではなく「疾患の典型性」で決まります。典型例は短時間の診察ですぐに診断がつきますが、非典型例は何度診察しても診断が難しいものです。

†産業医の専門性

時折「何科の産業医ですか？」と聞かれることがあります。しかし産業医に「〇〇科」はありません。「〇〇科」は臨床医としての区分（診療科）を示すものです。精神科産業医協会という団体もありますが、産業医に内科や精神科といった区分はありません。産業医は産業医の立場で通常の診療をすることはないので、「〇〇科」は登場しないのです。

産業医の業務で取り扱う疾患は多岐にわたり、ほぼ全診療科に及びます。病気が何であっても提出された書類を見、本人や上司と面談をし、それらをもとに診断して就業上の措置を検討しなければなりません。臓器別に診るようなことはせず、臨床医以上に「人」を総体として、あるいは社会・組織の一員として診ます。

もちろん、特定領域に関心を持って研究や教育をしたり、産業医が多数いる場合に機能を分担したりすることはあります。しかし、基本的には一人ですべてをカバーします（分業するとしても、担当する事業場で分けることが多くなります)。労基署に提出する産業医の選任届の「参考事項」欄に「産業医の専門科名」を記載するよう裏面に指示されていますが、これは病院勤務や開業をしている臨床医が兼業として産業医業務を行う場合に記入するだけで、専業の産業医の場合は書きようのないものです。

†産業医の分類

産業医に必要な分類は、むしろ専業度や常勤度、専属度でしょう。細かい話ですが、会社に産業医を配置するに当たって知っておいた方がよいこともありますので、記述します。

分類の第一の軸は、専ら産業医業務を行っている「専業」か、産業医以外の仕事(臨床や教育など)もやっている「兼業」か、兼業であれば、産業医が主業務である「第一種兼業(準専業)」か、他業務が主である「第二種兼業」かです。第二の軸は、フルタイム勤務の「常勤」か、社会保険加入の対象となる週二〇時間以上勤務する「準常勤」か、月一回から週一~二回程度(週二〇時間未満)の「非常勤」かです。また、特定一社に帰属するか特定一社から委嘱される「一社専属」か、いくつかの会社を掛け持ちしている「複数社兼務」かが第三の軸になります。なお、法令上は、「専属/非専属」は(会社ではなく)担当する事業場[*21]の数による分類です。

出仕する会社側から見れば常勤・非常勤に加えて「雇用契約」か「業務委託契約（準委任契約）」かも気になるところでしょう。常勤で雇用関係があれば「身内」という感覚が強くなり、非常勤や委託契約だと「外から来てもらっている」という感覚が強くなります。ただ、業務委託契約であっても報酬が「委託費（委託報酬）」とは限らず「給与」として支払われる場合があります（国税庁ウェブサイトのQ＆Aで「個人が事業者から支払をうける産業医としての報酬は、原則として給与収入となる」と記載されています）。

産業医は原則として従業員が立ち入る場所はすべて巡視するので、危険な場所にも立ち入ります。そのため、転落などの事故を起こす、あるいは火災などの事故に巻き込まれる可能性もあります。労働災害が起きたときには、出仕している会社と雇用関係があればその会社の労災保険が適用されます。産業医が独立した事務所に従業員として所属してそちらから給料をもらう被用者の形態であれば、所属事務所の労災が適用されますが、個人事業主の場合は労災保険が適用されません（産業医は労災保険に加入できる「一人親方」にも該当しません）。自分で自分に損害保険をかけるしかありません。

しばしば「嘱託」という用語が登場しますが、これはおおむね「専門的知識や熟練を必要とする業務に限定して依頼する」場合に用いられています。嘱託は雇用契約（嘱託社員など）のことも業務委託契約（小中学校の学校医など）のこともありますが、雇用であっても正規雇用ではありません。産業医を専属と嘱託に分けた文献もありますが、両者は軸が異なります（「一社［一事業場］専属」の「常勤嘱託」になっている産業医も多いのです）。

ちなみに、著者は京都大学では産業医業務の傍ら、内科診療や教育・研究も行っていたので、常勤雇用の一社専属の準専業の産業医でした（教育職として雇用されているので、形式上は産業医が兼務）。京都大学を退職した現在はフリーランスの産業医として数社と契約して産業医業務を行っていますが、非常勤雇用のところと業務委託のところの両者があります。学術活動など産業医以外の業務も行っているので、契約先から見れば、準専業で非常勤の産業医となっています。

＊21 **事業場** 労働安全衛生における地理的・業種的に分類した組織の単位。単一の法人でも、地理的に離れたところ、業種が異なるところは独立した事業場となります。大学で言えば、キャンパスが異なれば別の事業場となり、同じキャンパス内にあっても附属病院は業種が異なるので別の事業場となります。

†産業医の職務と権限

産業医は古典的な労働衛生の三管理である「作業環境管理」「作業管理」「健康管理」を行うことになっています。近年は、それに加えて「衛生教育」や法令にはない「総括管

手段* ＼ 目的**		作業環境管理 則14条１項４号	作業管理 則14条１項５号	健康管理 則14条１項６号	衛生教育 則14条１項８号
健康診断	則14条１項１号				
ストレスチェック	則14条１項３号				
面接指導	則14条１項 ２～３号				
職場巡視	則15条１項				
調　査	則14条１項９号				
教育、相談、その他	則14条１項７号				

*「措置」を伴う条文
**「措置」を伴わない条文

表３　産業医の職務の構造

理」も含めた五管理ということもあります。それらは安衛則の一四～一五条に規定されています。しかし、条文を読むと、継ぎ足し継ぎ足しで条文が作られてきたせいか、雑然としていて理解しづらいものです。それを整理したのが表３です。産業医には「健康診断」「ストレスチェック」「面接指導」「職場巡視」「調査」「教育」「相談」などの手段（縦軸）を通じて実態を把握し、上記の三管理（あるいは五管理）という目的（横軸）を達成する――と整理すればいくらかわかりやすくなるでしょう。この中に医行為（医療）は入っていません。

有する権限も規定されていて、会社（あるいは総括安全衛生管理者）に対して「勧告」を、衛生管理者に対して「指導・助言」をすることができます（安衛則一四条三項）。「勧告」権は産業医の強力な武器ですが、法律上は「命令」や「指示」ほど強くありません（「避難命令」「避難指示」「避難勧告」を見ればその位置づけがわかるでしょう）。とはいえ、安衛法本文で事業者は産業医の勧告を「尊重しなければならない」と規定されていますので、そこそこの強さはあります。

逆に言えば、産業医は事業者が尊重しようと思うほどしっかりした内容でかつ実現可能な意見を言わなくてはなりません。産業医が荒唐無稽な勧告を発しないよう、二〇一八年の安衛法改正で、「あらかじめ当該勧告の内容について事業者の意見を求める」こととされました（安衛則一四条の三）。

†産業医の立場

産業医はその専門性（労働と健康との関係に関する専門知識）が存在基盤となっています。就業に影響する健康障害を取り扱っているため、どうしても雇用問題に行き着いてしまうことがあります。会社の「辞めさせたい」と労働者の「続けたい」の狭間に立つことが少なくありません。このときの産業医のポリシーは「（本人も上司・同僚も含めて）健康を守る」なので、雇用を維持するかどうかは決まっておらず、「（法令や就業規則の枠組みの範囲内で）どこまで休業や就労制限が許容されるか」によって結果が変わってきます。

したがって、職務の遂行（とりわけ勧告）に当たって会社（経営者や人事部門）や労働者（従業員個人や労働組合）からの独立性と中立性が保証されている必要がありますが、法令にはそのことは明記されていません。唯一、勧告や指導・助言の内容が気に入らないからといって解任など不利益取り扱いをしてはならないことになっている（安衛則一四条四項）のみです。産業医の辞任や解任が衛生委員会マターであること（安衛則一三条四項）も恣意性の抑止力になり得ます。

前述のように、産業医は雇用契約か業務委託契約で業務を行っています。産業医を解任する場合、雇用契約だと解雇か雇い止めになって一定の制限が加わりますが、業務委託契約だと単なる取引先の一つという位置づけになり、解任する場合は委託の打ち切りで済みます。産業医としての言動による不利益取り扱いは禁止されていると言っても、価格競争で選択することは禁じられていません。専業・準専業の産業医は、内容に自信を持っているだけに少し割高になります。悪貨が良貨を駆逐することにならぬよう、産業医業務の品質を見極めてもらいたいと願っているところです。

この契約形態は産業医に限りません。建設業など特定七業種で認められている一人親方、インターネットを通じて注文を受けて仕事をするギグワーカー、社内で起業した個人事業主など、会社への従属性が高い就業形態の場合も同様で、安全配慮義務や労働災害補償も含めて今後検討を要する課題です。

コラム　給与が支給されるのに雇用ではない

大学において研究の一翼を担っている日本学術振興会（学振）の特別研究員には、実施する研究の直接の経費である「研究費」とは別に、大学の助教の給与なみの金額の「研究奨励金」が月々支給されています。この特別研究員は、学振とも大学とも雇用関係にはないことになっており、研究中に事故があっても労災保険は適用されないのですが、研究奨励金は税法上は「給与」とみなされ、所得税が課せられています。

†職場巡視

産業医の代表的な職務に「職場巡視」があります。原則として毎月（ある条件を満たせば隔月で）職場を巡視することになっています。全職場を一度に見る必要はなく、分割して毎回一部分ずつを見ても差し支えありません。あまりに大きい職場は一人では見回りきれないし管理も行き届かないので、複数の産業医で分担したり、事業場を分割したりします。

衛生管理者も職場巡視を行い、しばしば「安全パトロール」などと称されます。こちらは週に一度と高頻度です。

職場巡視では作業場の設備や道具の確認（作業環境管理）がもっともよく行われていますが、作業姿勢や作業時間などの作業態様も見なければなりません（作業管理）。時には就業規則や出勤簿を確認することもあります。また働く人の健康状態も見る必要があり（狭義の健康管理）、「笑顔はあるか」「生き生きとしているか」の確認は重要です。みんなに笑顔があって生き生きと仕事をしていれば、それだけで優良な職場といってもよいくらいです。

衛生管理者は数十項目に及ぶチェックリストを使うことが多いのですが、著者は五感（視覚、聴覚、嗅覚、触覚、そして社員食堂では味覚も）を使って職場巡視をしています。温度・湿度はもとより、騒音レベル（デシベル）や机上の明るさ（ルクス）は測定器で計測しなくてもだいたいわかります（記録のために器械計測も行いますが）。時に五感以外に第六感を働かせることもあります。

†面接指導

産業医の最大の仕事は面接指導（面談）でしょう。法令では残業時間が長い人（長時間労働者）とストレスチェックで高得点だった人（高ストレス者）に行うことになっていますが、行政指針（『心の健康問題により休業した労働者の職場復帰支援の手引き』）を踏まえて、たいてい復職時も面談を行っています。法令・通達には規定されていないのですが、著者はさらに部下の心身の状態に違和感を感じた上司の面談（管理者面談）も積極的に行っています。大事に至る前に手を打つためです。これをやっておくと、注意・配慮して部下に接するのでトラブルが生じにくく、その結果、休退職に至らずに済むことが期待できます。

面談およびそれに続く医学的判断の難易度は、復職時や管理者の面談が最も高く、次いで高ストレス者、そして長時間労働者の順になります。会社が仲介して従業員本人から健康相談を受ける場合も、難易度が高い場合が多いと思われます。

体調を崩した人に対する初めての面接では、まずは気軽に話せる人間関係（ラポール）の形成を心掛けます。最初は挨拶やごく簡単な自己紹介から始まります。たわいもない話題（天候やスポーツなど）を挟むこともあります。そして現在の体調を聞きます。続いて、仕事をしている人の場合は仕事の進み具合や周囲との関係を尋ねます。休職中の人の場合は、日々の生活ぶりを尋ねます。一段落して緊張がとれてきたあたりで、発症の時の状況や治療内容を時間順に話してもらうのです。人間関係についても確認します。

このたびのエピソードについて一通り聞けたら、子ども時代のことを聞きます。どんな子どもであったか（外でみんなと遊ぶタイプ、家で一人で遊ぶタイプ）、中・高・大でのクラブ活動・自主活動の様子やそこでの役割（周囲との人間関係を推定できます）、父母の自身に対する養育態度（厳しい親、自主性を重視する親など）も聞きます。兄弟姉妹についても聞きます。そして学歴（学校名や研究テーマ）や仕事歴（特に転職歴や退職理由）を確認していきます。

ラポールは一度の面談で形成されるものではありません。何度も面談を重ねるうちにできあがってくるものです。復職時の面談や心理あるいは就業適性に課題を抱えた従業員の面談の初回には一時間をかけますが、それでも聞ききれないことが多いので、週単位か月単位の時間を挟んで二度三度と面談を重ね、徐々に核心に迫る聞き取りを行います。

新型コロナウイルス感染症の流行でテレワーク（リモートワーク）が一気に進みました。産業医の面談も、対象者が在宅（時に双方とも在宅）でインターネット回線を通して行うことが多くなりました。対面の面談では、面談室への入室時から観察が始まります。表情や振る舞いを見ます。時には待機場所での挙動も面談時に案内をする人に訊いて確認することがあります。そういう意味では、モニターに映る範囲しか見られないリモート面談では対面の面談に比べて情報が不足します。療養中の面談は出社しづらいこともあってリモートでもやむをえませんが、復職可否を判定するための面談（復職面談）や高ストレス者に対する面談は、双方が出社して（あるいは社外の一室でもよいので）、ぜひとも対面で行いたいところです。

†調査

あまり知られていませんが、産業医は健康障害が発生したときに、その原因の調査と再発防止の措置を講ずることも職務として規定されています（安衛則一四条一項）。労働災害が発生したとき、作業環境測定で第三管理区分（速やかに是正が必要な水準）が出たときなど、迅速に臨時の職場巡視を行い、作業環境や作業態様を確認します。また、同一職場で同一種の癌が複数発症した場合や感染症の集団発生があった場合も、就業との関連について確認する必要があります。

傷病の発生に限らず、健康診断やストレスチェックの結果も集団レベルで見ることが重要です。ただし、ストレスチェックの項で述べたように、集団分析は措置を講ずるためのきっかけにとどまるのであって、集団ごとの要約値（平均値や異常率）自体が重要なのではないことに留意する必要があります。「なぜそうなったのか」「どうすればよいか」を常に問いかけ、対策を講ずるのです。

著者は、職場や家族にとってインパクトが大きい「働き盛りの突然死」の発症実態とリスク因子を調べたことがあります[*22]。また、前述のようにストレスチェックの評価も行っています。いずれも単一の会社では数量的な分析ができるほどの事例が発生しないので、多数の会社の産業医が協力してデータを持ち寄り、解析を行いました。

職場からは大学や医療機関のように多数の学術論文が出されていないので、健康障害の合理的な予防のためにも事例を集積したり、日常測定される健康・環境データを蓄積して科学的な分析を行う気運を高める必要があります。そのような科学的な分析は、経営改善や品質管理で盛んに言われているＰＤＣＡ（plan-do-check-act）サイクルの“check”に相当するものです。だから著者らは「ＰＤＳＡ（plan-do-study-act）」だと称しています。実務のエビデンスは現場でしかできないからです。うがいの風邪予防効果を世界で初めて証明した臨床試験[*23]では、いくつかの職域でも実施してもらいました。

＊22　Kawamura T, et al. Sudden death in the working population: a collaborative study in central Japan. Eur Heart J 1999; 20: 338-343. Kondo H, et al. Risk factors for sudden unexpected death among workers: a nested case-control study in central Japan. Prev Med. 2001; 33: 99-107.

＊23　Satomura K, et al. Prevention of upper respiratory tract infections by gargling: a randomized trial. Am J Prev Med. 2005; 29: 302-307.

†ハラスメントと産業医

適応障害などで病んだ従業員と面談していると、「自分がこうなったのは上司のハラスメントのためであると言ってほしい」「上司が行動を改めるよう言ってほしい」「自分の配置先を変えてほしい」という要請を受けることがしばしばあります。これは産業医として非常に難しい問題です。

まず、ハラスメントがあったかどうかの判断は産業医の権限ではありません。多くの会社に「人権委員会」のようなものが設置されており、そこが当事者（ハラスメントを訴える人、訴えられた人）から聞き取りを行い、証拠を集めて認定します。ハラスメントと認定されれば、その結果を人事の委員会（懲戒委員会など）にかけて処分の是非や内容を決定します。

ときには、「ハラスメントを行った部下を注意したこと」がハラスメントとして訴えられること（逆ギレ）もあります（とくに部下がB群パーソナリティである場合）。委員会としては、双方の言い分を丁寧に聞くことはもちろんですが、事実関係の証拠・証言をしっかり収集する必要があります。

産業医は傷んだ心の状態（病状）を説明する役割を担いますが、ハラスメントをされた人も、したと訴えられた人も助けるのが職務であって、ハラスメントの認定と相容れない面があるため、認定にかかわるべきではありません。人権委員会において産業医は参考人の位置づけになり、病状や素因について説明を行うにとどまります。

産業医はまた、採用面接に立ち会ってほしいと要請を受けることもあります。個性的な心理特性を持った人を見抜くためですが、これも断った方がよいでしょう。自閉性や注意欠如性（いわゆる神経発達症）、またパーソナリティの歪みは一回や二回の面接では見抜けません。ある程度一緒に行動しないとわからないものなのです。どういう人を雇うかは各会社の自由裁量であり力量でもあるので、全国ほぼ同一の行動基準で動く産業医は、採用されたあとの心身の健康を守ることに徹した方がよいと思われます。

†産業医の育成

「産業医」という資格は、日本医師会や産業医科大学が開催する産業医講習会に出席して必要な単位を取り、修了を証明できる書類が整えば取得できます。永久資格です。その修了を日本医師会に届け出れば「日本医師会認定産業医」の称号を発行してくれます（認定されなくても産業医にはなれます）。この称号は五年ごとに更新され、それまでに更新講習を受講することが必要になります。指定された講習の受講以外に、産業医科大学の卒業生、大学で労働衛生を担当する常勤講師以上の教員やその経験者も産業医になる資格があります。

産業医養成のための講習は基本的には座学です。ビデオやシミュレーションを用いた実地風の研修もありますが、現場での教育はありません。試験もありません。したがって資格を得ても現場で実際に活躍できる保証はないのです。

医学部の学生は大学病院などの医療現場で二年ほど臨床実習を行います。また、卒業後も研修医として二年、さらに専攻医として三年ほど臨床実地の訓練を受けます。それと比べると産業医の養成プロセスはごく簡素です。医師という資格に上乗せされる資格なので、それでもなんとかなっているのかもしれませんが、臨床医と産業医では視点が異なりますし、必要な素養も一部異なります（マスを見る目、組織や制度を扱う能力）。安衛法が矢継ぎ早に改正されて産業医の役割はどんどん大きくなっていきます。やはり産業医にも産業医として現場で訓練することが必要です。

産業医制度が発達しているフランスでは、医学部を卒業するときにその後の専門を決めるクラス分け試験が行われます。選択肢の中に産業医コース（四年間）もあり、その後半の二年間が専門の研修となっています。フランスの産業医は企業活動の中で適性判定や配置決定に大きな役割を果たしますが、緊急時以外、臨床行為を行うことは禁じられています[*24]。

日本では産業医とは別に「労働衛生コンサルタント」という安衛法で定められた国家資格があります。この資格は労働衛生のスペシャリストで、医師に限らず取得できます。この資格を持った医師は前述の指定講習を受けなくても産業医になれますが、このコンサルタント資格は取得が結構難しく、現場経験が豊富でないと取れないので、実際には（医師の場合は）産業医として経験を積んだ人が取得することがほとんどです。

そのほか、日本産業衛生学会が認定した専門医や指導医も産業医としての経験の証明になります。社会医学専門医協会が認定する社会医学専門医や同指導医も産業保健領域を含んだ専門医資格ですが、行政医学や災害医療などを含めて広範囲をカバーしているので産業医業務に精通しているとは限らず、産業医学の実務経験も問われません。

産業医は今まで数の充実が優先されてきましたが、今後は質の充実が求められるでしょう。五〇人以上の会社にとって産業医の選任は必須であり、復職や就業制限など従業員の管理の上で重要な判断をする立場です。大企業であって多数の産業医を抱え、しっかりした産業医を自前で養成できる会社を除けば、とりあえず労働衛生コンサルタントや産業衛生学会の専門医・指導医の資格をもっていて産業医経験の豊富な医師を選ぶようにするのがよいでしょう。もちろん、経験がすべてではないことは心に留め置きます。

＊24　松田晋哉「フランスの産業医制度」『産業医科大学雑誌』第三五号、二〇一三年、六七〜七二頁。

コラム　人生経験

産業医には医学的な知識だけでなく、人生の経験が必要です。主治医が書いた診断書を裏読みし、病気よりその裏にある心理作用を察知し、法令も字面ではなく趣旨を理解するなど人生の機微や社会の実態を知っておかなくてはなりません。著者は三〇歳を過ぎた頃から産業医をやっていますが、五〇代になってやっと産業医の妙味がわかってきました。若い医師には任せ切れないところがあります。渋沢栄一の言葉ではありませんが、「四十、五十は洟垂《はなた》れ小僧、六十、七十は働き盛り……」です。

†保健師と心理カウンセラーの配置

産業医は必置なので非常勤や委託の形であっても配置されますが、保健師や心理カウンセラーは残念ながら安衛法で配置が義務づけられていません（産業医を配置しなくてもよい小規模会社では、保健師が健康管理を行うこととなっています〔安衛法一三条の二、安衛則一五条の二〕）。保健師がいないために、人事の担当者が健診データなどの生の健康情報を取り扱っていることも（特に中小企業で）多いのが現状です。

しかし、健診データは一般の事務職より保健師が取り扱った方が内容や緊急度が理解できてよいし、健康情報（特にストレスチェックのデータ）のデリケートさを考えても、人事部門が直接取り扱わない方がよいでしょう。健診後の措置で最も多い保健指導（高血圧や脂質異常、糖尿病、肝障害などに対する受診勧奨、食事や運動その他の生活指導）は保健師の法律上の職務です（保健師助産師看護師法二条）。また健康相談にも乗ることができるし、保健師は同時に看護師でもあるので応急処置の心得もあります。

おおむね三〇〇〜五〇〇人の従業員規模になると、常駐の保健師が必要になってきます。規模が小さくて常勤雇用が難しければ、非常勤や委託で毎日半日勤務や週二日フル勤務でもよいでしょう。産業医とともに非常に重要な役割を担うので、ぜひ各社で配置することを検討してほしいところです。どうしても自社で配置することが難しい小規模事業場には、地域の産業保健センターが保健師を派遣してくれます。

メンタルヘルスが産業保健の中で非常に大きな位置を占めるようになっているので、心理カウンセラーもいてほしい存在です。「臨床心理士」や「産業カウンセラー」など、よく知られてはいるものの民間資格であったために法令や行政指導には登場しませんでしたが、近年は「公認心理師」という国家資格ができたので、国の産業保健施策（例えば「労働安全衛生規則」におけるストレスチェックの実施者）にもその名称が登場し、活動がしやすくなりました。

✝事例性と疾病性

産業医などが取り扱う職場のトラブルにおいて、無断欠勤や暴言、業務遂行の遅滞など業務における規範からの逸脱を「事例性」と言い、抑鬱状態やパーソナリティの歪みなど医学的な非定型的状態を「疾病性」と言います。ただし、疾病性は疾病とは限らず、広く医学・心理学的特性といったニュアンスで使われます。商品の不具合で修理・交換を求めてきた客にとうとうと法律論を述べて客の不興を買ってしまう人について言えば、「しばしば客の不興を買う」というのが事例性で、その背景に「強い自閉性がある」というのが疾病性です。辣腕《らつわん》だが部下に厳しく当たるために部下が何人も辞めている上司であれば、「部下が辞めてしまう」のが事例性で、「B群パーソナリティ」が疾病性です。

事例性は上司や人事で把握できますが、それが治療を要するものかどうか、就業を継続してよいかどうかを判断するには疾病性についても吟味する必要があるので、産業医に相談してもらいます。就業上の措置については、それらの両方とも重要になります。その付託に応えられるよう、産業医は研鑽《けんさん》を積まなくてはなりません。

おわりに

本書のメッセージをまとめると、以下のようになります。

（1）従業員は労働力を提供してそれを会社が使い、代わりに賃金を受け取るという雇用契約を結んでいる。だから、淡々と仕事をすればよい。愛情を注ぐとか、情熱を傾けるといったことは必須ではないし、まして命を捧げるというものではない。

（2）仕事は自分の本心でするものではない。仮面をかぶり、会社が指定した役割を、うまく演ずればよい。割り切りが必要である。

（3）人の心理には多様性がある。職場では神経発達症やパーソナリティの歪みがしばしば問題になるが、いずれも本人のせいでそうなったのではない。上司はトラブルが生じないよう、その特性を知り、それぞれに合わせた接し方や仕事のさせ方をするべきである。部下の特性がよくわからなかったら産業医に相談する。

（4）上司も部下も、会社が指定したルールに合わせて発言・行動しなければならない。

そのルールには、「笑顔でいること」や「やる気が起きる言い方をする」も含まれる。
（5）ついていけない人を出さない仕組みを持たなければならない。補佐役や聞き役の存在である。役職は骨が折れる仕事なので、任期制にして一定の期間が経過したら解放する。また管理職と専門職を分け、管理に向かない人を管理職にしてはいけない。
（6）万一心が折れてしまったときは、休養と治療をしっかり行う。仕事に復帰するときは、心理特性を産業医にしっかり分析してもらい、それに合わせた措置を講ずる。利用できる制度があれば利用すればよい。

仕事のために人生を台無しにしてはなりません。しょせん仕事はマスカレード（仮面舞踏会）なのですから……。